Aie de l'espoir

Tome 2

Reiki

Paulo

Aie de l'espoir

Tome 2 - Reiki

2ème Degré - Okuden

Paulo

Introduction

Le Tome 2 est là pour vous expliquer l'importance des symboles. La plupart du temps, les formations de REIKI ne s'attardent pas trop sur cette partie. Et pourtant, vous allez apprendre des symboles, les utiliser, mais pour la plupart d'entre vous, cela paraît normal car depuis tout petit, vous baignez dans les symboles.

L'écriture est composée de symboles mis les uns à côté des autres. Les nombres sont des symboles, beaucoup de choses qui nous entourent dans la vie sont des symboles. Nous employons parfois des symboles pour simplifier ou pour prévenir du danger, comme la tête de mort. Simple et efficace.

Dans ce tome, je vais m'efforcer de vous faire comprendre l'importance des symboles.

REIKI

Le REIKI en quelques mots

Qui : Le REIKI a été initié et développé par Maître ou Sensei USUI MIKAO. Maître USUI est né le 15 août 1865 et est décédé le 9 mars 1926.

Que : Le REIKI est une méthode de guérison simplifiée.
Notion importante : le REIKI regroupe des enseignements bouddhistes holistiques (processus naturel) et ésotériques, en mélangeant des croyances japonaises (Shintô et Tendaï), chinoises (Taoïsme) et indiennes (Samkhya).

Quoi : Sensei USUI MIKAO nous a donné des clés pour nous trouver et nous guérir « soi-même » : Physiquement, mentalement et spirituellement, pour ainsi essayer de vivre une meilleure vie.

Où : Au Japon, sur le Mont Kurama, après une méditation et un jeûne de 21 jours par Maître USUI SENSEI.

Quand : De 1922 à 1926.

Comment : Mikao Usui sensei a déposé en 1922 une marque à la « Gakkaï » du Japon : Le Reiki Ryôhô, nommé au Japon : « Shin Shin Kaizen Usui Reiki Ryôhô » signifiant : « La méthode de guérison Reiki Usui pour l'amélioration du corps et de l'esprit ».

Shin Shin Kaizen Usui Reiki Ryoho :
(心身改善臼井靈氣療法)

Le Reiki Ryoho, nommé au Japon :

« Shin Shin Kaizen Usui Reiki Ryoho »

**« La méthode de guérison Reiki de Maître Usui
pour l'amélioration du corps et de l'esprit ».**

Marque déposée par la Gakkaï du Japon, l'organisation fondée en 1922 par le Fondateur du Reiki, **Mikao Usui sensei**.

*Soyez patient
Ne sombrez pas dans l'inquiétude
Ayez de la gratitude
Entraînez-vous bien à la méditation
Soyez gentil envers les autres*

Usui Sensei

« Afin d'accomplir mes enseignements, en s'entraînant et en s'améliorant physiquement et spirituellement et en marchant sur un bon chemin en tant qu'être humain, nous devons d'abord guérir notre esprit. Ensuite nous devons garder notre corps en bonne santé.
Si notre esprit est en bonne santé et conforme à la vérité, le corps sera en bonne santé naturellement. »
Usui Sensei.

Les symboles

記
号

Qu'est-ce qu'un symbole ?

Les symboles sont des représentations graphiques, littérales ou figuratives, utilisées pour signifier ou représenter des idées, des concepts, des objets ou des relations. Ils sont omniprésents dans divers domaines, y compris la langue, la culture, les mathématiques, la religion et la science.
Voici quelques exemples et définitions de symboles dans différents contextes :

Les lettres et les mots sont des symboles qui représentent des sons et des significations. Par exemple, le mot « arbre « est un symbole linguistique qui représente un certain type de plantes.

Les mathématiques utilisent une grande variété de symboles pour représenter des nombres, des opérations, des relations, etc. Par exemple :

- « + » : le symbole de l'addition.
- « = » : le symbole de l'égalité.
- « π » « pi » : 3,14 une constante mathématique représentant le rapport de la circonférence d'un cercle à son diamètre.

Les cultures et les religions utilisent des symboles pour représenter des idées, des croyances ou des histoires.

Par exemple :

- La croix chrétienne (†) : un symbole du christianisme.
- Le croissant et l'étoile (☪) : un symbole souvent associé à l'islam.
- Le yin et le yang (☯) : un symbole taoïste représentant l'équilibre des opposés.

Les symboles sont largement utilisés en sciences pour représenter des éléments, des unités de mesure, et d'autres concepts.

Par exemple :

- H : le symbole chimique pour l'hydrogène.
- kg : Unité de masse.

Les symboles sont utilisés dans la programmation et l'informatique pour diverses opérations et structures.

Par exemple :

- & : le symbole de l'opérateur « ET « logique en programmation.
- @ : utilisé dans les adresses email.

Les signes de ponctuation sont des symboles utilisés pour clarifier le sens des phrases en écriture.

Par exemple :

- « . » : le point, utilisé pour terminer une phrase.
- « , » : la virgule, utilisée pour séparer des éléments dans une liste ou pour indiquer une pause.

Les symboles jouent un rôle crucial dans la communication et la représentation des idées à travers divers domaines. Ils permettent de simplifier et de standardiser des concepts complexes, facilitant ainsi leur compréhension et leur transmission.

La symbolique

La symbolique est l'étude et l'interprétation des symboles et de leurs significations dans divers contextes. Elle explore comment les symboles sont utilisés pour représenter des idées, des concepts, des émotions, des croyances ou des objets, et comment ces représentations influencent les perceptions et les comportements humains.

Étude des symboles propres à une culture ou à une religion, et de leurs significations spécifiques. Par exemple : la croix chrétienne symbolise la crucifixion et la résurrection de Jésus-Christ.

Analyse des symboles utilisés dans la littérature et l'art pour transmettre des significations au-delà du littéral. Par exemple, le serpent peut symboliser la tentation ou le mal dans la littérature biblique.

Exploration des symboles dans l'inconscient humain et leur signification dans les rêves, les mythes et les comportements. Par exemple, selon Carl Jung, l'archétype de l'ombre représente les aspects refoulés de la personnalité.

Étude des signes et des symboles en tant que partie de la communication et des systèmes de signification. Par exemple, en sémiotique, un drapeau peut symboliser une nation et ses valeurs.

Interprétation des significations associées aux différentes couleurs dans divers contextes culturels et psychologiques. Par exemple, le rouge peut symboliser l'amour, la passion, mais aussi le danger ou la colère.

Étude des significations attribuées aux nombres dans différents systèmes de croyance et traditions. Par exemple, le nombre 7 est souvent considéré comme un symbole de perfection ou de complétude dans de nombreuses cultures et religions.

Applications de la symbolique

Anthropologie et sociologie : Comprendre comment les symboles influencent les comportements et les structures sociales.

Psychologie : Analyser les symboles dans les rêves et les mythes pour mieux comprendre l'inconscient.

Littérature et arts : Interpréter les symboles pour découvrir des significations profondes dans les œuvres créatives.

Marketing et publicité : Utiliser des symboles pour évoquer des émotions et des associations positives avec des produits ou des marques.

La symbolique est une discipline interdisciplinaire qui explore la richesse et la profondeur des symboles dans la vie humaine. Elle nous aide à comprendre comment les symboles façonnent nos perceptions, nos cultures, et nos interactions sociales, et comment ils peuvent être utilisés pour communiquer des idées complexes et abstraites de manière efficace.

La numérologie

数
秘
術

Etudes de la symbolique des nombres du REIKI

L'étude de la symbolique des nombres inclus la numérologie.
La numérologie est une discipline qui étudie les relations mystiques entre les nombres, les lettres et les événements de la vie. Voici un aperçu des significations des principaux nombres en numérologie :

Nombres de base (1 à 9)

1 : Le Leader

Signification : Indépendance, individualité, ambition et détermination.
Traits : Créativité, initiative, courage.

2 : Le Diplomate

Signification : Coopération, équilibre, sensibilité et paix.
Traits : Patience, diplomatie, adaptabilité.

3 : Le Communicateur

Signification : Expression, sociabilité, créativité et optimisme.
Traits : Charme, enthousiasme, imagination.

4 : Le Bâtisseur

Signification : Stabilité, ordre, discipline et pragmatisme.
Traits : Fiabilité, méthode, travail acharné.

5 : L'Explorateur

Signification : Liberté, aventure, changement et curiosité.
Traits : Flexibilité, dynamisme, adaptabilité.

6 : Le Protecteur

Signification : Harmonie, responsabilité, famille et amour.
Traits : Protection, bienveillance, loyauté.

7 : Le Penseur

Signification : Analyse, introspection, spiritualité et sagesse.
Traits : Réflexion, mysticisme, connaissance.

8 : Le Directeur

Signification : Pouvoir, matérialisme, ambition et réussite.
Traits : Autorité, efficacité, gestion.

9 : L'Humaniste

Signification : Altruisme, compassion, globalité et idéalisme.
Traits : Générosité, compréhension, humanitarisme.

Nombres maîtres (11, 22, 33)

11 : Le Visionnaire

Signification : Intuition, illumination, inspiration et idéalisme.
Traits : Sensibilité, innovation, spiritualité.

22 : Le Bâtisseur Maître

Signification : Manifestation, réalisation, ambition universelle et pragmatisme.
Traits : Leadership, vision, puissance.

33 : Le Maître Enseignant

Signification : Enseignement, guérison, compassion et responsabilité.
Traits : Altruisme, empathie, sagesse.

Calcul des nombres personnels

Nombre de Chemin de Vie

Calcul : Somme des chiffres de la date de naissance réduite à un seul chiffre ou un nombre maître.
Signification : Représente le but de vie et les leçons à apprendre.

Nombre d'Expression

Calcul : Somme des valeurs numériques des lettres du nom complet à la naissance.
Signification : Indique les talents naturels et les capacités.

Nombre de Motivation

Calcul : Somme des valeurs numériques des voyelles du nom complet à la naissance.
Signification : Montre les désirs profonds et les motivations intérieures.

Nombre de la Personnalité

Calcul : Somme des valeurs numériques des consonnes du nom complet à la naissance.
Signification : Reflète l'image extérieure et la façon dont les autres vous perçoivent.

En numérologie, chaque lettre de l'alphabet est associée à une valeur numérique. Voici les valeurs pour chaque lettre de l'alphabet en utilisant le système le plus couramment employé, basé sur l'alphabet latin :

Valeur Numérologique des Lettres

Lettre	Valeur	Lettre	Valeur	Lettre	Valeur
A	1	B	2	C	3
D	4	E	5	F	6
G	7	H	8	I	9
J	1	K	2	L	3
M	4	N	5	O	6
P	7	Q	8	R	9
S	1	T	2	U	3
V	4	W	5	X	6
Y	7	Z	8		

La numérologie est une méthode ancienne qui peut fournir des informations sur la personnalité, les talents, les défis et le but de la vie d'une personne en se basant sur les nombres associés à leur nom et leur date de naissance. Elle combine les aspects mystiques et symboliques des nombres pour offrir un aperçu holistique et profond de soi.

La numérologie de Maître USUI

Chemin de Vie de Maître USUI

Date de naissance de Maître USUI : 15 août 1865
= 34 soit 3 + 4 = **7**

7 : Le Penseur

Signification : Analyse, introspection, spiritualité, et sagesse.
Traits : Réflexion, mysticisme, connaissance.

Nombre d'Expression

Addition des valeurs numériques de toutes les lettres du nom complet « USUI MIKAO »
:

U = 3   S = 1   U = 3   I = 9
M = 4   I = 9   K = 2   A = 1   O = 6

La somme est : 3 + 1 + 3 + 9 + 4 + 9 + 2 + 1 + 6
= 38, puis 3 + 8 = **11**

11 est un nombre **maître** : **Le Visionnaire**

Nombre de Motivation

Addition des valeurs numériques des voyelles du nom complet :
« USUI MIKAO » :

U = 3   U = 3   I = 9   I = 9   A = 1   O = 6

La somme est : 3 + 3 + 9 + 9 + 1 + 6
= 31, soit 3 + 1 = **4**

4 est le **Bâtisseur**

Signification : Stabilité, ordre, discipline, et pragmatisme.
Traits : Fiabilité, méthode, travail acharné.

Nombre de la Personnalité

Addition des valeurs numériques des consonnes du nom complet « USUI MIKAO » :

S = 1   M = 4   K = 2

La somme est : 1 + 4 + 2 = **7**

7 est le **Penseur**

Signification : Analyse, introspection, spiritualité, et sagesse.
Traits : Réflexion, mysticisme, connaissance

Donc les Nombres Numérologiques pour Maître Usui Mikao :

Nombre d'Expression : **11** (Nombre Maître)
Nombre de Motivation : **4**
Nombre de Personnalité : **7**

Ces nombres fournissent un aperçu de la personnalité, des motivations profondes et des traits extérieurs du Maître Usui Mikao. Le nombre maître 11 indique une grande intuition et une capacité spirituelle élevée, le 4 montre un fort sens des responsabilités et de la structure et le 7 souligne une inclination vers l'introspection et la sagesse spirituelle.

Les Ecritures

文
書

Le sanskrit (संस्कृतम्)

Le sanskrit est une langue ancienne de l'Inde, considérée comme l'une des plus anciennes langues indo-européennes. Voici une description plus détaillée :

Le sanskrit a émergé en tant que langue littéraire et liturgique en Inde ancienne. Les textes les plus anciens en sanskrit sont les Vedas, une collection de textes sacrés de l'hindouisme datant d'environ 1500 à 500 avant notre ère.

Le sanskrit classique, codifié par le grammairien Panini au 4ème siècle avant notre ère, est une forme plus standardisée et plus tardive de la langue qui a influencé de nombreux textes littéraires, scientifiques et philosophiques en Inde.

Le sanskrit possède un système phonétique très riche, avec des voyelles courtes et longues, des diphtongues, ainsi qu'une gamme étendue de consonnes.

La grammaire sanskrite est très complexe. Elle comprend huit cas (nominatif, accusatif, instrumental, datif, ablatif, génitif, locatif et vocatif), trois genres (masculin, féminin et neutre), et trois nombres (singulier, duel et pluriel).

La structure des phrases en sanskrit est très flexible en raison de son système de déclinaisons et de conjugaisons, bien que l'ordre Sujet-Objet-Verbe soit le plus courant.

Le sanskrit est la langue liturgique de plusieurs religions dharmiques notamment l'hindouisme, le bouddhisme et le jaïnisme. De nombreux textes religieux, tels que les Vedas, les Upanishads, les Bhagavad Gita et les Puranas, sont écrits en sanskrit.

Outre les textes religieux, le sanskrit a une riche tradition littéraire comprenant des œuvres épiques (comme le Mahabharata et le Ramayana), des poèmes, des pièces de théâtre et des traités scientifiques et philosophiques.

Le sanskrit a été utilisé pour des écrits scientifiques dans des domaines tels que les mathématiques, l'astronomie, la médecine (Ayurveda) et la linguistique.

Aujourd'hui, le sanskrit n'est plus une langue vernaculaire courante, mais il est toujours utilisé dans les contextes religieux et académiques. Il est enseigné dans de nombreuses écoles et universités en Inde et à l'étranger.

Il existe des efforts pour revitaliser le sanskrit et l'utiliser dans la communication quotidienne. Certaines communautés en Inde parlent couramment le sanskrit, et il existe des médias (journaux, émissions de radio) en sanskrit.

Le sanskrit est donc une langue qui a non seulement une riche histoire et une grande complexité linguistique, mais aussi une profonde influence culturelle et religieuse en Inde et au-delà.

Le mot संस्कृतम्

Le mot « sanskrit » en sanskrit s'écrit संस्कृतम् (saṃskṛtam).

Voici la décomposition du mot :

- सं (saṃ) : Préfixe qui peut signifier « ensemble », « complet », ou « bien »
- कृतम् (kṛtam) : Racine du verbe qui signifie « fait » ou « réalisé »

Donc, संस्कृतम् peut être interprété comme « parfaitement fait » ou « bien formé », reflétant la nature élaborée et structurée de la langue.

सप्त चक्राणि

Les sept chakras en sanskrit सप्त चक्राणि (sapta cakrāṇi).

Les sept chakras

- सप्त **(sapta)** : Signifie « sept ».
- चक्राणि **(cakrāṇi)** : Est le pluriel de चक्र **(cakra)**, qui signifie « roues » ou « centres énergétiques ».

1 : Chakra Racine (Root Chakra)

Sanskrit : Muladhara (मूलाधार)
Signification : « Fondation » ou « base »

2 : Chakra Sacré (Sacral Chakra)

Sanskrit : Svadhisthana (स्वाधिष्ठान)
Signification : « Lieu de soi » ou « demeure du soi »

3 : Chakra du Plexus Solaire (Solar Plexus Chakra)

Sanskrit : Manipura (मणिपूर)
Signification : « Cité des joyaux »

4 : Chakra du Cœur (Heart Chakra)

Sanskrit : Anahata (अनाहत)
Signification : « Intact »

5 : Chakra de la Gorge (Throat Chakra)

Sanskrit : Vishuddha (विशुद्ध)
Signification : « Purification »

6 : Chakra du Troisième Œil (Third Eye Chakra)

Sanskrit : Ajna (आज्ञा)
Signification : « Commandement » ou « perception »

7 : Chakra Couronne (Crown Chakra)

Sanskrit : **Sahasrara** (सहस्रार)
Signification : « Mille-pétales »

Chakras, centres énergétiques associé à des aspects spécifiques de notre bien-être physique, émotionnel et spirituel.

Un petit point sur le jaïnisme

Le jaïnisme est une ancienne religion indienne, fondée vers le 6ème siècle avant notre ère. Elle met l'accent sur la non-violence (**ahimsā**) et la vie ascétique comme moyens d'atteindre la libération spirituelle (**moksha**). Voici les principaux aspects du jaïnisme :

Non-violence (Ahimsā) : C'est la doctrine centrale du jaïnisme. Les adeptes s'engagent à ne pas nuire à aucun être vivant, que ce soit en acte, en parole ou en pensée.

Ascétisme : Les jaïns valorisent une vie simple et austère, en rejetant les possessions matérielles pour réduire les désirs et les attachements.

Multiplicité des points de vue (Anekantavada) : Selon cette doctrine, la vérité peut être perçue de diverses manières, et aucune perspective unique ne peut capturer la totalité de la vérité. Cela favorise la tolérance et l'ouverture d'esprit.

Réincarnation et karma : Comme dans d'autres traditions indiennes, le jaïnisme croit au cycle de la réincarnation. Le karma (les actions) détermine la prochaine vie, et le but ultime est de se libérer de ce cycle.

Tirthankaras : Les jaïns vénèrent 24 Tirthankaras, des êtres éclairés qui ont atteint la libération spirituelle et qui ont montré le chemin aux autres. Le dernier, Mahavira, est souvent considéré comme le fondateur historique du jaïnisme.

Il existe deux principales sectes jaïnes : les **Shvetambara** et les **Digambara**, qui diffèrent notamment sur des points comme les pratiques monastiques et la manière de représenter les Tirthankaras.

C'est une religion qui accorde une importance particulière à la protection de la nature et de tous les êtres vivants, ce qui se traduit par des pratiques végétariennes strictes.

Liste des 24 Tirthankaras du jaïnisme :

1. **Rishabhanatha** (Adinatha)
2. **Ajitanatha**
3. **Sambhavanatha**
4. **Abhinandananatha**
5. **Sumatinatha**
6. **Padmaprabha**
7. **Suparshvanatha**
8. **Chandraprabha**
9. **Pushpadanta** (Suvidhinatha)
10. **Shitalanatha**
11. **Shreyanasanatha**
12. **Vasupujya**
13. **Vimalanatha**
14. **Anantanatha**
15. **Dharmanatha**
16. **Shantinatha**
17. **Kunthunatha**

18. **Aranatha**
19. **Mallinatha**
20. **Munisuvratanatha**
21. **Naminatha**
22. **Neminatha** (Arishtanemi)
23. **Parshvanatha**
24. **Mahavira**

Mahavira, le dernier Tirthankara, est le plus célèbre car il a réformé et propagé les principes du jaïnisme au 6ème siècle avant notre ère.

Les Kanjis 漢字

Les kanjis (漢字) sont des caractères d'origine chinoise utilisés dans l'écriture japonaise pour représenter des mots ou des parties de mots. Chaque kanji a une ou plusieurs significations et peut avoir différentes lectures en fonction du contexte.

Caractéristiques des Kanjis

Les kanjis sont originaires de Chine et ont été adoptés par le Japon à partir du Vème siècle. Ils ont évolué pour s'adapter à la langue et à la culture japonaise.

Les kanjis sont utilisés en combinaison avec les deux autres systèmes d'écriture japonais : **hiragana** et **katakana**. Ils permettent de représenter des concepts complexes, des noms propres, et de faire disparaître l'ambiguïté d'un mot, d'une phrase en ne retenant qu'un seul sens.

Les kanjis peuvent varier en complexité, allant de quelques traits à plusieurs dizaines de traits. Chaque trait a une direction et un ordre spécifique.

Un kanji peut avoir plusieurs lectures, notamment :

On'yomi (音読み) : Lecture sino-japonaise, dérivée de la prononciation chinoise.

Kun'yomi (訓読み) : Lecture japonaise, basée sur la prononciation indigène du mot japonais.
Les kanjis sont souvent combinés avec d'autres kanjis ou avec des caractères hiragana et katakana pour former des mots et des phrases. Par exemple, la combinaison de deux kanjis peut former un mot composé (ex. : 学校, gakkō, école).

Les kanjis aident à distinguer les homophones (mots ayant la même prononciation mais des significations différentes) grâce à leurs significations visuelles.

Les kanjis sont largement utilisés pour écrire les noms de personnes, de lieux, et d'objets spécifiques.

Les kanjis sont enseignés dès l'école primaire au Japon. Les élèves apprennent environ 1006 kanjis pendant les six premières années de l'école primaire. Le gouvernement japonais a établi une liste de 2136 kanjis de base (常用漢字, jōyō kanji) qui sont considérés comme essentiels pour une bonne maîtrise de la lecture et de l'écriture.

L'apprentissage des kanjis nécessite la mémorisation de leurs formes, lectures et significations, ainsi qu'une pratique régulière pour écrire et lire couramment.

Après la Seconde Guerre mondiale, le Japon a entrepris une simplification des kanjis pour les rendre plus accessibles. Cette réforme a conduit à la création des 新字体 (shinjitai, nouveaux kanjis) en simplifiant les formes traditionnelles (旧字体, kyūjitai).

Exemple de Kanji

日 **(nichi, hi)** : Soleil, jour

On'yomi : にち (nichi), じつ (jitsu)
Kun'yomi : ひ (hi), び (bi), か (ka)

Ou

日曜日 (nichiyōbi) : Dimanche
日本 (Nihon) : Japon
日 (hi) : Jour, soleil

Les kanjis sont donc un élément central de l'écriture japonaise, apportant une profondeur et une précision linguistique unique. Ils jouent un rôle crucial dans la communication écrite, permettant de représenter des concepts complexes et de différencier les nombreux homophones de la langue japonaise.

Les hiragana et katakana

Les **hiragana** et **katakana** sont les deux syllabaires du système d'écriture japonais, utilisés en complément des kanjis. Chaque syllabaire représente les mêmes sons, mais ils sont utilisés dans des contextes différents.

Le hiragana est un syllabaire utilisé principalement pour écrire des mots japonais natifs, des particules grammaticales, et des terminaisons verbales et adjectivales.

Les caractères hiragana ont des formes courbes et arrondies. Utilisé pour les mots qui n'ont pas de kanji ou pour les mots dont les kanjis sont rares ou complexes. Il est également utilisé pour écrire des mots grammaticaux (particules, terminaisons verbales, etc.) et pour les furigana (petits caractères hiragana utilisés au-dessus ou à côté des kanjis pour indiquer leur prononciation).

Exemple : ありがとう (arigatou, merci).

Le katakana est un syllabaire utilisé principalement pour écrire des mots d'emprunt (généralement d'origine étrangère), des noms scientifiques, des onomatopées, et pour mettre en valeur certains mots.

Les caractères katakana ont des formes anguleuses et droites. Utilisés pour les mots étrangers (comme テレビ, terebi, télévision), les noms d'animaux et de plantes, les noms scientifiques, et parfois pour les noms propres étrangers. Ils sont aussi utilisés pour des effets stylistiques dans les textes.

Exemple : コンピュータ (konpyu-ta, ordinateur).

Les deux syllabaires couvrent les mêmes sons phonétiques mais sont utilisés dans des contextes différents.
Chaque syllabaire comprend 46 caractères de base auxquels s'ajoutent des variations pour représenter des sons combinés ou modifiés.

Exemples des caractères de base

Son	Hiragana	Katakana
a	あ	ア
i	い	イ
u	う	ウ
e	え	エ
o	お	オ
ka	か	カ
ki	き	キ
ku	く	ク
ke	け	ケ
ko	こ	コ

Les **hiragana** et **katakana** sont des outils essentiels pour lire et écrire en japonais, chacun ayant un rôle distinct mais complémentaire dans le système d'écriture.

Les concepts d'ancien et de nouveau kanji

Les concepts d'**ancien kanji** (旧字体, kyūjitai) et de **nouveau kanji** (新字体, shinjitai) se réfèrent aux formes traditionnelles et simplifiées des caractères kanji. Cette distinction est particulièrement importante dans le contexte de la réforme de l'écriture japonaise qui a eu lieu après la Seconde Guerre mondiale.

Ancien Kanji (旧字体, Kyūjitai)

Les anciens kanjis sont les formes traditionnelles des caractères chinois utilisés dans l'écriture japonaise avant les réformes de simplification.

Caractéristiques

Ces caractères ont souvent plus de traits et sont plus complexes.

Ils étaient utilisés dans la littérature classique, les documents historiques et les écrits avant la réforme.

Exemple : le mot pour « médecine » ou « docteur » : 医者 (いしゃ, isha).

Ancien Kanji (旧字体)
- 醫者 (isha)
  - 醫 (い) : ancien kanji pour « médecine »

Nouveau Kanji (新字体)
- 医者 (isha)
  - 医 (い) : nouveau kanji simplifié pour « médecine »

Explication

Le kanji 醫 dans sa forme traditionnelle est beaucoup plus complexe avec plus de traits. La version simplifiée 医 réduit le nombre de traits, rendant le caractère plus facile à écrire et à mémoriser.

Comparaison

- Ancien Kanji : 醫者
- Nouveau Kanji : 医者

Nouveau Kanji (新字体, Shinjitai)

Les nouveaux kanjis sont les formes simplifiées des caractères, adoptées officiellement après la réforme de l'écriture japonaise dans les années 1940-1950.

Caractéristiques

Ces caractères ont été simplifiés pour avoir moins de traits, rendant l'écriture et la mémorisation plus faciles.

Ils sont les formes standard des caractères utilisés aujourd'hui dans les publications, les médias, l'éducation, etc.

Exemple : Le caractère pour « apprendre » dans sa forme traditionnelle est 學 (kyūjitai), mais la forme simplifiée est 学 (shinjitai).

Exemple comparatif

Histoire et Contexte de la Réforme

Signification	Ancien Kanji (旧字体)	Nouveau Kanji (新字体)
Apprendre	學	学
Pays	國	国
Corps	體	体

La réforme a été motivée par le besoin de rendre l'écriture plus accessible et facile à apprendre, notamment pour améliorer l'alphabétisation après la guerre.

La Commission de la langue japonaise a établi des directives pour simplifier les kanjis ce qui a mené à la création des shinjitai. Cette réforme a été officiellement mise en place en 1946.

La majorité des caractères couramment utilisés ont été simplifiés bien que certains caractères, en particulier ceux utilisés dans les noms propres et les contextes traditionnels, conservent leurs formes anciennes.

Les anciens kanjis sont encore utilisés dans certains contextes historiques, artistiques et académiques, tandis que les nouveaux kanjis sont omniprésents dans la vie quotidienne au Japon.

Les sept chakras principaux en japonais

Les sept chakras principaux en japonais avec les termes traditionnels (anciens) et modernes :

1. Muladhara (Racine)

- **Ancien Japonais** : 根のチャクラ (Ne no chakra)
- **Moderne Japonais** : 第1チャクラ (Dai ichi chakra)

2. Svadhisthana (Sacré)

- **Ancien Japonais** : 丹田のチャクラ (Tanden no chakra)
- **Moderne Japonais** : 第2チャクラ (Dai ni chakra)

3. Manipura (Plexus solaire)

- **Ancien Japonais** : 魂のチャクラ (Tamashii no chakra)
- **Moderne Japonais** : 第3チャクラ (Dai san chakra)

4. Anahata (Cœur)

- **Ancien Japonais** : 心のチャクラ (Kokoro no chakra)
- **Moderne Japonais** : 第4チャクラ (Dai yon chakra)

5. Vishuddha (Gorge)

- **Ancien Japonais** : 喉のチャクラ (Nodo no chakra)
- **Moderne Japonais** : 第5チャクラ (Dai go chakra)

6. Ajna (Troisième œil)

- **Ancien Japonais** : 眉間のチャクラ (Miken no chakra)
- **Moderne Japonais** : 第6チャクラ (Dai roku chakra)

7. Sahasrara (Couronne)

- **Ancien Japonais** : 頭頂のチャクラ (Tōchō no chakra)
- **Moderne Japonais** : 第7チャクラ (Dai nana chakra)

Ces termes aident à comprendre comment les chakras sont conceptualisés et nommés dans la culture japonaise que ce soit dans un contexte traditionnel ou moderne.

Les kanjis de : « Shin Shin Kaizen Usui Reiki Ryôhô »

« Shin Shin Kaizen Usui Reiki Ryôhô »
(心身改善臼井靈氣療法) est une phrase qui se traduit par :
« La méthode de guérison Reiki Usui pour l'amélioration du corps et de l'esprit ».

La signification

心身 (Shin Shin) : Corps et esprit

改善 (Kaizen) : Amélioration

臼井 (Usui) : Le nom de famille de Mikao Usui, le fondateur du Reiki

靈氣 (Reiki) : Énergie spirituelle ou énergie universelle de vie

療法 (Ryôhô) : les deux méthodes de guérison ou thérapie

« Shin Shin Kaizen Usui Reiki Ryôhô » est une méthode de guérison développée par Mikao Usui qui vise à améliorer à la fois le corps et l'esprit à travers l'énergie Reiki.

Reiki Ryôhô en Japonais et en Chinois (Ancien Kanjis)

Nouveaux Kanjis :   **Anciens Kanjis :**

霊   靈
気   氣
療   療
法   法

« Reiki » et « Ryôhô » en chinois et en japonais

Reiki (霊気)

En Japonais

- 霊 **(rei)**: signifie « esprit » ou « âme ».
- 気 **(ki)**: signifie « énergie » ou « vitalité ».
- Ensemble, 霊気 (Reiki) se traduit par « énergie spirituelle » ou « énergie universelle ».

En Chinois

- 霊 **(líng)** : signifie « esprit » ou « âme ».
- 气 **(qì)** : signifie « énergie » ou « vitalité » (en chinois simplifié), ou 氣 (qì) en chinois traditionnel.
- Ensemble, 灵气 (líng qì) en chinois simplifié ou 靈氣 **(líng qì) en chinois traditionnel,** se traduit aussi par « énergie spirituelle » ou « énergie universelle ».

Ryōhō (療法)

En Japonai

- 療 **(ryō)**: signifie « traitement » ou « soigner ».
- 法 **(hō)**: signifie « méthode » ou « loi ».
- Ensemble, 療法 (Ryôhô) se traduit par « méthode de traitement « ou « thérapie ».

En Chinois

- 療 **(liáo)** : signifie « traitement » ou « soigner ».
- 法 **(fǎ)** : signifie « méthode » ou « loi ».
- Ensemble, 療法 (liáo fǎ) se traduit également par « méthode de traitement « ou « thérapie ».

Les kanjis pour « Reiki » et « Ryôhô » sont les mêmes en chinois et en japonais mais les caractères pour « Reiki » diffèrent entre les formes simplifiées et traditionnelles en chinois. La prononciation et l'utilisation peuvent varier entre les deux langues ce qui est important à noter pour une utilisation précise dans vos tomes.

Le terme Ryôhô en Japonais

En japonais, le terme 両方 (Ryôhô) signifie « les deux » ou « tous les deux ». Il est utilisé pour indiquer que deux éléments ou deux manières sont inclus ou considérés ensemble.

Décomposition du Terme

- 両 (りょう, ryō) : signifie « deux » ou « tous les deux ».
- 方 (ほう, hō) : signifie « direction », « côté » ou « manière ».

Utilisation en Contexte

- 両方とも好きです。 (Ryōhō tomo suki desu.) : J'aime les deux.
- 彼と彼女の両方が来ます。 (Kare to kanojo no ryōhō ga kimasu.) : Lui et elle viennent tous les deux.

Le mot 両方 est donc employé pour parler de **deux choses** ou personnes de manière inclusive.

Signification de Ryōhō Reiki

Le terme 両方 (Ryôhô) signifie « les deux » ou « tous les deux ». Combiné avec レイ
キ (Reiki), terme qui fait référence à une pratique de guérison énergétique, 両方レイ
キ (Ryôhô Reiki) pourrait se traduire par :

« Les deux types de Reiki » ou « les deux méthodes de Reiki ».

Décomposition de Ryōhō et de Reiki

- 両方 (**Ryōhō**) : Les deux, tous les deux
- レイキ (**Reiki**) : Reiki, méthode de guérison énergétique

Interprétation

両方レイキ (**Ryôhô Reiki**) pourrait signifier:

- « Les deux méthodes de Reiki », suggérant qu'il existe deux types ou styles de
  pratiques du Reiki qui sont tous deux inclus ou considérés.
- « Les deux types de Reiki », sous-entendant qu'il y a deux variantes ou approches
  du Reiki que l'on utilise.

La signification précise dépendrait du contexte spécifique dans lequel le terme est
utilisé mais en général, « 両方レイキ » indique l'inclusion ou la considération de deux
méthodes ou types de Reiki.

Ces deux méthodes nous renvoient au Mandala de la Matrice et Mandala du Diamant :

Mandala de la Matrice :   胎蔵界曼荼羅
Mandala du Diamant :   金剛界曼荼羅

Ces deux mandalas sont souvent utilisés ensemble dans la pratique du bouddhisme
ésotérique pour représenter la dualité et l'unité de la sagesse et de la compassion.

Le Mandala de la Matrice 胎蔵界曼荼羅 est associé à la compassion (**karuna**) et à la
manifestation, tandis que le Mandala du Diamant 金剛界曼荼羅 est associé à la

sagesse (**Prajna**) et à la vacuité. Ensemble, ils symbolisent la voie vers l'illumination et sont des outils essentiels dans les rituels et la méditation bouddhiste.

Ces mandalas sont non seulement des représentations spirituelles, mais ils sont aussi souvent utilisés dans les cérémonies, les initiations et les méditations pour guider les pratiquants vers une compréhension plus profonde de la nature, de la réalité et de l'illumination (cf. Tome 1).

Signification de Karuna

« **Karuna** » est un terme sanskrit qui signifie « compassion » ou « pitié » dans de nombreuses traditions spirituelles et philosophiques indiennes notamment dans le bouddhisme, l'hindouisme et le jaïnisme.

Quelques contextes où « Karuna » est utilisé :

Le bouddhisme : « Karuna » est l'une des quatre « brahmaviharas » ou « immensurables » (les autres étant « metta » ou amour bienveillant, « mudita » ou joie sympathique et « upekkha » ou « équanimité »). La compassion dans ce contexte est la capacité à ressentir la souffrance des autres et à souhaiter les libérer de cette souffrance.

Hindouisme : « Karuna » est aussi une qualité divine et est associée à de nombreuses divinités, en particulier celles qui sont perçues comme bienveillantes et protectrices. Par exemple, la déesse Lakshmi est souvent invoquée pour sa compassion et sa générosité.

Jaïnisme : Dans le jaïnisme, la compassion est un aspect crucial de l'éthique et de la conduite religieuse, guidant les pratiquants à respecter et à protéger toutes les formes de vie.

« Karuna » est une notion centrale dans plusieurs traditions spirituelles encourageant une attitude de bienveillance, de compréhension et de désir d'aider autrui.

Signification de Prajna

« Prajna » est un terme sanskrit qui signifie « sagesse » ou « connaissance supérieure ». Il est particulièrement important dans les traditions spirituelles et philosophiques de l'Inde comme le bouddhisme et l'hindouisme. Voici quelques contextes où « prajna » est utilisé :

Dans le **bouddhisme**, prajna est l'une des trois divisions de l'entraînement spirituel, les deux autres étant la discipline éthique (sila) et la concentration méditative (Samadhi). Prajna fait référence à la compréhension profonde et directe de la nature de la réalité notamment la réalisation de la vacuité (sunyata) et l'interdépendance de tous les phénomènes.
C'est une sagesse **intuitive** qui transcende la connaissance intellectuelle.

Prajnaparamita : Cette « perfection de la sagesse « est un concept clé dans le bouddhisme Mahayana. Les textes de Prajnaparamita sont une série de sutras (enseignements) qui explorent la nature de la vacuité et la sagesse transcendantale. Le Sutra du Cœur (Prajnaparamita Hridaya Sutra) et le Sutra du Diamant (Vajracchedika Prajnaparamita Sutra) en sont des exemples célèbres.

Dans **l'hindouisme**, prajna est également considéré comme une forme de sagesse spirituelle. Il est souvent associé à la connaissance intuitive qui transcende la perception sensorielle et l'intellect rationnel. Prajna est vu comme une compréhension directe de la vérité ultime, de Brahman, ou de la réalité suprême.

Dans la tradition du **yoga et du Vedanta**, prajna est parfois décrite comme une étape avancée de la méditation et de la connaissance, où le pratiquant atteint une perception directe de la vérité spirituelle souvent liée à l'illumination ou à la libération (moksha).

Prajna désigne une forme de sagesse ou de connaissance profonde qui permet de percevoir la nature ultime de la réalité allant au-delà de la compréhension intellectuelle et englobant une dimension intuitive et transcendante.

La combinaison de REI-KI

Les termes 靈 **(rei)** et 気 **(ki)**, lorsqu'ils sont combinés pour former 靈気 **(Reiki)**, prennent une signification spécifique, mais ils ont également des significations distinctes lorsqu'ils sont utilisés individuellement :

靈 (rei):

Signification : « esprit », « âme », « fantôme », « esprit divin ».
Contexte : Utilisé pour désigner des phénomènes spirituels, des âmes ou des esprits, et parfois même des manifestations surnaturelles. Dans un contexte plus religieux ou mystique, il peut également se référer à des esprits divins ou des entités spirituelles.

気 (ki) :

Signification : « énergie », « vitalité », « souffle », « atmosphère », « humeur ».
Contexte : Un concept clé dans la philosophie et la médecine traditionnelle asiatique, il désigne l'énergie vitale qui circule dans toutes choses. « Ki « est utilisé pour décrire l'énergie interne dans les pratiques comme le QI gong, le Tai Chi et les arts martiaux. Il peut aussi signifier l'atmosphère ou l'humeur dans un contexte plus quotidien.

Combinaison de 靈 (rei) et 氣 (ki) en 靈氣 (Reiki)

Lorsque combinés, 靈氣 (Reiki) peut être interprété comme « énergie spirituelle » ou « énergie universelle ». Cela se réfère à une force de vie universelle qui, selon la pratique du Reiki, peut être canalisée pour guérir et harmoniser l'énergie vitale d'une personne.

- 靈 **(Rei):** Met l'accent sur l'aspect spirituel ou divin de cette énergie.
- 氣 **(Ki):** Met l'accent sur l'aspect de l'énergie vitale ou la force de vie.

Reiki Ryôhô

Maître USUI Mikao a appelé sa technique de guérison Reiki Ryôhô et ce n'est pas par hasard. On s'attarde souvent sur le terme Reiki, mais on ne prête pas suffisamment attention à Ryôhô alors que c'est l'une des clés fondamentales du Reiki de Maître USUI.

Nous sommes en présence, non pas d'une seule méthode, mais bien de deux méthodes de guérison qui s'unissent pour former le Reiki de Maître USUI. Ce dernier n'a pas agi au hasard ; sa démarche est réfléchie et travaillée. C'est pourquoi, nous n'avons pas tous les écrits en notre possession, car ce n'est pas qu'une simple technique de symboles. Le Reiki fait appel au sens du divin (par l'intuition) et à votre force vitale (sagesse).

Les deux méthodes de guérison de Maître Usui Mikao sont :

- **Utilisation de l'énergie spirituelle, universelle (ou du divin)**
- **Utilisation de l'énergie vitale pour l'équilibrage énergétique**

Voici l'un des **enseignements** que Maître Usui Mikao nous a légué.

C'est bien ce qu'il a déposé auprès de la Gakkaï :
Le Reiki Ryôhô, nommé au Japon :

« *Shin Shin Kaizen Usui Reiki Ryôhô* »

« Art de guérison du Reiki d'Usui pour l'amélioration de **l'esprit** et du **corps** ».

靈
氣
療
法

Les anciens Kanjis REI 靈 de REIKI 靈氣

Avant que Maître USUI Mikao n'utilise le terme « Reiki » pour désigner sa technique de guérison, ce terme avait déjà une signification en japonais. « Reiki » (靈氣) est composé de deux kanjis :

靈 (rei): Ce kanji peut signifier « esprit », « âme », « fantôme » ou « divin ». Il fait référence à quelque chose de spirituel, mystérieux, ou d'ordre supérieur.

氣 (ki): Ce kanji représente « l'énergie » ou la « force vitale ». Il est similaire au concept de « chi » en chinois, « Prana » en sanskrit.

Ainsi, avant d'être associé à la technique de guérison de Maître USUI, « Reiki » signifiait « énergie spirituelle » ou « force vitale spirituelle ». C'était un terme général utilisé pour décrire une énergie universelle ou cosmique, souvent perçue comme une énergie curative ou équilibrante. Maître USUI a donc emprunté ce terme pour nommer sa méthode, mettant en avant le concept de canaliser cette énergie universelle pour promouvoir la guérison et le bien-être.

Prenez le temps de regarder le Kanji « REI »

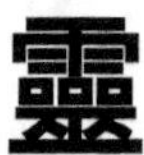

Le kanji 靈

Le kanji 靈 (rei) est un caractère ancien et complexe, et bien qu'il soit parfois remplacé par l'usage plus simplifié 霊 en japonais moderne, il conserve une richesse de significations et de composantes. Analysons ce kanji dans ses moindres détails.

Composantes du Kanji 靈

1.   阝 (阝) :

Composant : La clé de la colline (阝).

Signification : Souvent utilisée dans les caractères liés à des lieux élevés ou à des termes géographiques.

*

2. **巫 (fu) :**

Composant : Une figure représentant un chaman ou une prêtresse, souvent associée à des pratiques spirituelles ou divinatoires.

Signification : Liée à la magie, au mysticisme et à la médiation entre le monde des esprits et le monde des humains.

*

3. **兩 (âme) :**

Composant : La clé de la pluie.

Signification : Indique des phénomènes météorologiques, des précipitations, mais dans un contexte spirituel, il peut aussi symboliser la descente de bénédictions ou d'influences spirituelles.

*

4. **口 (kuchi) :**

Composant : La clé de la bouche.

Signification : Associée à la communication, la parole ou les incantations.

Analyse des Parties

- **阝 (Colline)** : Cette composante peut symboliser un lieu élevé, un temple ou un espace sacré, souvent lié à des rituels spirituels.

- **巫 (Chaman)** : Cette partie indique l'intermédiaire entre le monde spirituel et le monde humain, souvent quelqu'un qui invoque ou interprète les esprits.

- **兩 (Pluie)** : Dans un contexte spirituel, cela peut représenter la purification, la bénédiction ou l'influence divine descendant sur le monde.

- **口 (Bouche)** : La communication verbale, les prières, les incantations ou la parole sacrée.

Significations Combinées

Lorsque nous combinons ces éléments, le kanji 靈 (rei) évoque l'idée d'une énergie ou d'une force spirituelle qui est médiée ou invoquée par un chaman ou une figure spirituelle, souvent dans un lieu sacré ou sous l'influence divine (comme la pluie qui purifie et bénit). Il peut aussi suggérer la communication avec le monde spirituel par des moyens sacrés.

Evolution et Utilisation

Ancien Usage : Le caractère 靈 est riche de connotations mystiques et religieuses, représentant souvent des esprits, des âmes, ou des phénomènes surnaturels.

Usage Moderne (霊) : Le kanji simplifié 霊 conserve la plupart de ces significations, bien que visuellement moins complexe, et est largement utilisé pour des concepts spirituels et religieux en japonais contemporain.

En contexte japonais, 霊 (ou 靈) est souvent utilisé pour des termes liés à des esprits, des fantômes, des divinités ou des forces invisibles.

Le mot « Reiki « (霊気) lui-même est dérivé de ce concept, signifiant « énergie spirituelle » ou « force vitale spirituelle ».

Le kanji 靈 (rei) est une représentation complexe et multidimensionnelle de concepts spirituels, intégrant des notions de médiation spirituelle, de bénédiction divine et de communication avec le monde des esprits. Ses composantes et sa structure reflètent une riche tradition de pensée mystique et religieuse, faisant de lui un symbole puissant dans les cultures asiatiques.

Signification des 口 (Bouche) :

Dans le kanji 靈, il y a trois kanjis 口 qui représentent la bouche. Cela nous donne une indication sur la manière d'invoquer le Reiki et ses différents symboles. Pour appeler l'énergie du Reiki, vous devez l'invoquer trois fois en disant :

« J'appelle l'énergie du Reiki, du Reiki, du Reiki ! »

En appelant ainsi le Reiki trois fois, cela implique que vous appelez le Reiki sur les trois plans :

Physique, mental et spirituel.

De plus, si vous le regardez attentivement, il est en trois partie :

La partie spirituelle du haut

La partie mentale milieu

La partie physique du bas

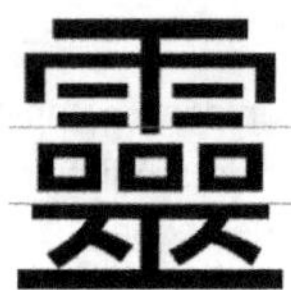

Les préceptes

教
え

La stèle de Maître USUI MIKAO

La stèle commémorative de Maître Usui Mikao, située au cimetière du temple Saihoji à Tokyo, est un monument en pierre érigé par ses étudiants en 1927. Elle comporte des inscriptions en japonais qui rendent hommage à sa vie, ses enseignements et ses contributions. Voici un résumé des inscriptions présentes sur la stèle :

一、 敬天愛人

二、 王族の宮崎家は霊気術を授かりて
　　 世人に救済を施す

三、 癒術は古来東洋にあり

四、 霊気療法の発見者　臼井甕男先生の略歴

　　 先生の姓は臼井、名は甕男、号を如水という
　　 先生の先祖は鎌倉時代の名将であったが、
　　 先生の父君は彦之進といい母君は加藤氏の出なり

　　 先生は天保元年8月15日
　　 美濃国　田内村に生まれる

　　 幼少より学を好み、刻苦勉励し、
　　 多くの書を渉猟し、而して将来の大志を抱く
　　 壮年に及びて更に名を上げて、天下に知らる
　　 また諸国を漫遊し、歴遊すること数年
　　 斯に於て師の道に入り、得る所甚だ多し

五、 先生は霊気療法を発見し、
　　 これを諸人に施し、多くの病苦を救済する

六、 先生は平常曰く

　　 霊気療法は神仏の加護によりて
　　 授けられし妙法なり
　　 広くこれを人に施すべし

七、 先生は霊気療法を広め
　　 以て社会に貢献し、
　　 民衆に利益を及ぼすこと甚だ多し

八、 先生は霊気療法の教義を説きて曰く

　　今日丈は、怒るな
　　今日丈は、心配するな
　　今日丈は、感謝して
　　今日丈は、業をはげめ
　　今日丈は、人に親切に

九、 先生の事績は洋々として
　　その行実を知るに由なし

十、 先生は大正15年3月9日
　　東京に於て病を得て
　　卒す　享年62歳

十一、 先生の霊を奉り
　　弟子門人相謀りて
　　石碑を建て　以てその功績を伝う

　　大正15年4月
　　門人　代筆

Avec la traduction

敬天愛人
Respectez le ciel, aimez les gens.

王族の宮崎家は霊気術を授かりて 世人に救済を施す
La famille royale de Miyazaki a reçu l'art du Reiki et a offert des secours aux gens du monde.

癒術は古来東洋にあり
L'art de la guérison existe en Orient depuis les temps anciens.

霊気療法の発見者 臼井甕男先生の略歴
Brève biographie de Maître Mikao Usui, le découvreur de la thérapie Reiki.

- **先生の姓は臼井、名は甕男、号を如水という** Son nom de famille est Usui, son prénom est Mikao et son nom d'art est **Gyoho**.
- **先生の先祖は鎌倉時代の名将であったが、先生の父君は彦之進といい母君は加藤氏の出なり** Ses ancêtres étaient des généraux célèbres de l'époque

de Kamakura. Son père s'appelait Kawaichi et sa mère était issue de la famille Kato.

- 先生は天保元年8月15日 美濃国　田内村に生まれる Il est né le 15 août de la première année de l'ère Tenpo (1865) dans le village de Taniai, dans la province de Mino.
- 幼少より学を好み、刻苦勉励し、多くの書を渉猟し、而して将来の大志を抱く　壮年に及びて更に名を上げて、天下に知らる Dès son enfance, il aimait apprendre, travaillait dur, explorait de nombreux livres et nourrissait de grandes ambitions pour l'avenir. Dans sa maturité, il est devenu encore plus célèbre et connu dans tout le pays.
- また諸国を漫遊し、歴遊すること数年 斯に於て師の道に入り、得る所甚だ多し Il a également voyagé dans divers pays pendant plusieurs années, entrant dans la voie des maîtres et y apprenant beaucoup.

先生は霊気療法を発見し、これを諸人に施し、多くの病苦を救済する
Maître Usui a découvert la thérapie Reiki, l'a appliquée aux gens et a soulagé beaucoup de souffrances.

先生は平常曰く 霊気療法は神仏の加護によりて 授けられし妙法なり 広くこれを人に施すべし
Il disait toujours : « La thérapie Reiki est une méthode merveilleuse donnée par la protection des divinités. Il faut la partager largement avec les gens. »

先生は霊気療法を広め 以て社会に貢献し、民衆に利益を及ぼすこと甚だ多し
Maître Usui a diffusé la thérapie Reiki, contribuant ainsi à la société et apportant de nombreux bienfaits au peuple.

先生は霊気療法の教義を説きて曰く 今日丈は、怒るな 今日丈は、心配するな 今日丈は、感謝して 今日丈は、業をはげめ 今日丈は、人に親切に
Il prêchait les préceptes de la thérapie Reiki en disant :
« Juste pour aujourd'hui, ne te mets pas en colère. Juste pour aujourd'hui, ne t'inquiète pas. Juste pour aujourd'hui, sois reconnaissant. Juste pour aujourd'hui, travaille dur (sur toi-même). Juste pour aujourd'hui, sois gentil envers les autres. »

先生の事績は洋々として その行実を知るに由なし
Les réalisations de Maître Usui sont vastes, il est impossible de les connaître toutes en détail.

先生は大正15年3月9日 東京に於て病を得て 卒す　享年62歳
Maître Usui est tombé malade à Tokyo le 9 mars de la 15e année de l'ère Taisho (1926) et est décédé à l'âge de 62 ans.

先生の霊を奉り 弟子門人相謀りて 石碑を建て　以てその功績を伝う 大正15年4月 門人　代筆

En hommage à l'esprit de Maître Usui, ses disciples se sont réunis pour ériger cette stèle afin de transmettre ses mérites. Avril de la 15e année de l'ère Taisho (1926). Rédigé par les disciples.

Ces inscriptions servent non seulement à commémorer la vie et l'œuvre de Mikao Usui, mais aussi à inspirer ceux qui visitent le site et à perpétuer l'enseignement du Reiki.

La pierre tombale de Maître USUI

La pierre tombale de Maître Usui Mikao est souvent confondue avec la stèle commémorative. La stèle contient les inscriptions détaillant sa vie et son œuvre, mais la pierre tombale elle-même est plus sobre. Voici ce que l'on trouve typiquement sur la pierre tombale de Maître Usui :

- 臼井甕男之墓 (Usui Mikao no haka) :
  Tombe de Usui Mikao
- 臼井甕男先生之墓 (Usui Mikao sensei no haka) : Tombe de Maître Usui Mikao
- 霊気療法創始者 (Reiki Ryōhō sōshisha) : Fondateur de la thérapie Reiki

Ces inscriptions sont souvent simples et directes, indiquant le nom de Mikao Usui et son titre honorifique, ainsi que son rôle de fondateur de la thérapie Reiki. La pierre tombale peut également comporter des dates importantes telles que sa date de naissance et de décès :

- 生誕: 天保元年8月15日 (Seitan: Tenpō gannen 8 gatsu 15 nichi)
  Né le 15 août de la première année de l'ère Tenpo (1865)
- 没: 大正15年3月9日 (Botsu: Taishō 15 nen 3 gatsu 9 nichi)
  Décédé le 9 mars de la 15e année de l'ère Taisho (1926)

Ces informations se trouvent sur ou autour de la pierre tombale pour fournir un contexte aux visiteurs concernant la vie et les accomplissements de Maître Usui.

Traduction « Juste pour aujourd'hui »

En japonais « juste pour aujourd'hui » s'écrit : 今
日
丈

On retrouve bien ces caractères, mais il existe un kanji qui suit : は ce kanji est là pour donner un sens accentué à la phrase, et cela ne donnerait plus le sens de juste pour aujourd'hui mais bien un sens « je suis, je dois être, j'insiste sur le sutra, mais tout le temps pas seulement aujourd'hui ».

Le terme « juste » ne serait pas seulement un adjectif, mais indiquerait avoir la « vraie attitude », c'est-à-dire être vrai et agir avec la bonne intention. Le mot « aujourd'hui » signifierait maintenant.

En japonais : 今
日
だ
は

Les préceptes détaillés !

心配すな	pas de soucis
怒るな	pas de colère
感謝して	sois reconnaissant
業をはけめ	Travaille avec diligence
人に親切に	Sois aimable envers les autres

*

1ᵉʳ 心配すな : pas de soucis

La phrase 心配すな (prononcée しんぱいすな : **shinpai suna**) est une expression japonaise qui peut être traduite par « ne t'inquiète pas » ou « ne te fais pas de soucis » Voici une explication détaillée de cette phrase :

Décomposition de 心配すな

心配 (しんぱい, shinpai)

心配する (shinpai suru) : s'inquiéter, se faire du souci
心配 : inquiétude, souci

すな (suna)

すな est une forme impérative archaïque ou littéraire de la négation するな (suru na), qui signifie « ne fais pas » ou « ne fais pas cela » Elle est utilisée pour exprimer une interdiction ou une demande de ne pas faire quelque chose.

Signification et Utilisation

Expression d'Interdiction ou de Confort

心配すな est une manière directe de dire à quelqu'un de ne pas s'inquiéter ou de ne pas se faire de soucis. C'est une forme impérative qui est parfois perçue comme assez ferme ou archaïque.
Cette forme est moins courante dans le japonais moderne et peut apparaître dans des contextes historiques, littéraires ou dans des expressions plus formelles ou poétiques.

Exemples d'Utilisation

Apaiser les Inquiétudes

この問題はすぐに解決するから、心配すな。

(Kono mondai wa sugu ni kaiketsu suru kara, shinpai suna.)
Traduction : « Ce problème sera résolu bientôt, alors ne t'inquiète pas ».

Exprimer le Confort

私は大丈夫だから、心配すな
(Watashi wa daijōbu dakara, shinpai suna.)

Traduction : « Je vais bien, alors ne t'inquiète pas »

En japonais moderne, on utilise souvent des expressions plus polies ou moins impératives pour exprimer des sentiments similaires, comme **心配しないでください** (Shinpai shinai de kudasai), qui est plus couramment utilisé dans les conversations contemporaines et est plus poli.

心配すな est une expression qui signifie « ne t'inquiète pas » et est une forme impérative plus ancienne ou littéraire pour demander à quelqu'un de ne pas se faire de soucis.

*

2 : 怒るな : pas de colère

La phrase **怒るな** (prononcée **おこるな : okoru na**) est une expression japonaise qui peut être traduite par « ne te fâche pas » ou « ne sois pas en colère ». Voici une explication détaillée :

Décomposition de 怒るな

怒る (おこる, okoru)
Verbe signifiant « se fâcher » ou « être en colère ».

な (na): Particule utilisée pour formuler des ordres ou des interdictions dans la langue japonaise. Dans ce contexte, **な** est une forme impérative qui demande à quelqu'un de ne pas faire quelque chose.

Signification et Utilisation

怒るな est utilisé pour dire à quelqu'un de ne pas se mettre en colère ou de ne pas être fâché. C'est une manière directe et impérative de demander à quelqu'un de rester calme.
Cette expression est souvent utilisée dans des situations informelles ou familiales. Elle peut être employée pour calmer quelqu'un ou pour éviter une dispute.

Exemples d'Utilisation

Consoler ou Apaiser

そんなことで怒るな。 (Sonna koto de okoru na.)
Traduction : « Ne te fâche pas pour des choses comme ça. »

Demande de Calme

問題は解決できるから、怒るな
(Mondai wa kaiketsu dekiru kara, okoru na.)
Traduction : « Nous pouvons résoudre le problème, alors ne te fâche pas. »

Notes Importantes

Tonalité : La phrase 怒るな peut sembler brusque ou directe. En fonction du contexte et de la relation entre les personnes, il peut être utile d'ajouter des expressions de politesse ou des formules adoucissantes pour éviter de paraître trop sévère.

Forme Plus Douce : Pour une approche plus douce, vous pourriez dire 怒らないでください。 (Okoranaide kudasai), qui est une manière plus polie de demander à quelqu'un de ne pas se mettre en colère.

怒るな est une expression japonaise utilisée pour demander à quelqu'un de ne pas se mettre en colère ou de rester calme. C'est une forme impérative qui s'emploie souvent dans des contextes informels.

*

3 : 感謝して : sois reconnaissant (gratitude)

La phrase 感謝して (prononcée かんしゃして : **kansha shite**) est la forme en **-て (te-form)** du verbe 感謝する (かんしゃする, **kansha suru**), qui signifie « exprimer sa gratitude » ou « remercier » :

Décomposition de 感謝して

感謝 (かんしゃ, **kansha**)

感謝する (**kansha suru**) : remercier, exprimer de la gratitude

感謝 : gratitude, reconnaissance

して (shite)

La forme **-て (te-form)** du verbe **する (suru)**, utilisée pour connecter des actions ou indiquer un état.

Signification et Utilisation

感謝して est utilisé pour connecter des actions ou pour indiquer que vous faites quelque chose en exprimant votre gratitude.

Exemple

あなたの助けに感謝して、手紙を書きました。
(Anata no tasuke ni kansha shite, tegami o kakimashita.)
Traduction : « En exprimant ma gratitude pour votre aide, j'ai écrit une lettre. »

Exprimer de la Gratitude

La phrase 感謝して peut aussi être utilisée pour indiquer que quelqu'un doit ou est en train d'exprimer de la gratitude.

Exemple

感謝して、贈り物をしました。
(Kansha shite, okurimono o shimashita.)
Traduction : « En remerciant, j'ai fait un cadeau. »

Contextes d'Utilisation

Formelle : Utilisée dans des contextes où la formalité est importante, comme dans des lettres ou des discours.

Informelle : Peut aussi être utilisée dans des conversations quotidiennes pour exprimer de la gratitude de manière plus directe.

感謝して signifie « en exprimant de la gratitude » ou « en remerciant » et est utilisé pour indiquer que vous réalisez une action en faisant preuve de reconnaissance. C'est une forme importante pour exprimer des sentiments de gratitude dans différentes situations.

*

4 : 業をはけめ : Travaille avec diligence

業をはけめ (prononcée ぎょうをはけめ : **gyō o hakeme**) n'est pas une phrase standard en japonais et semble être une combinaison inhabituelle des caractères. Cependant, en décomposant les éléments, nous pouvons tenter de comprendre le sens général.

Décomposition des Caractères

業 (ぎょう, gyō) : Cela signifie « travail » « industrie » ou « métiers ». Dans certains contextes, cela se réfère au « karma » ou à des actions spécifiques dans un sens plus spirituel.

を (wo)

Il s'agit de la particule marquant le complément d'objet direct dans une phrase japonaise.

はけめ (hakeme)

Ce terme n'est pas couramment utilisé en japonais. Il pourrait s'agir d'une forme ancienne ou archaïque, ou d'une erreur typographique. Dans le contexte moderne, はけめ n'a pas de signification claire en japonais contemporain.

Interprétation Possible

Ancienne ou Littéraire

Si はけめ est un terme archaïque ou littéraire, il pourrait se référer à un concept ou une expression ancienne liée aux « actions » ou « mérites » dans le contexte du travail ou du karma. Cependant, sans contexte supplémentaire, il est difficile de préciser.

Erreur Typographique

Il est également possible que はけめ soit une erreur typographique ou une tentative de transcription incorrecte.

業をはけめ n'est pas une phrase ou expression standard en japonais moderne.

*

5 : 人に親切に : Sois aimable envers les autres

人に親切に (prononcée ひとにしんせつに : **hito ni shinsetsu ni**) signifie « être gentil avec les gens » ou « agir avec bienveillance envers les autres ». Voici une décomposition et une explication de cette expression :

Décomposition de 人に親切に

人 (ひと, hito)

Cela ne signifie pas une « personne » ou un « être humain ». Dans ce contexte, il se réfère aux autres personnes avec lesquelles vous interagissez.

親切 (しんせつ, shinsetsu)

Signifie « gentillesse » ou « bienveillance ». Il décrit un comportement ou une attitude chaleureuse et attentionnée envers les autres.

に (ni)

Particule qui indique la direction ou le destinataire de l'action. Dans ce cas, elle indique que la gentillesse est dirigée vers les personnes.

(Verbe) に (ni)

Lorsque 親切 est utilisé avec に, cela signifie « de manière gentille » ou « avec bienveillance. »

Signification et Utilisation

Exprimer la Bienveillance

L'expression 人に親切に indique que vous devez être gentil ou bienveillant envers les autres. C'est une recommandation ou un conseil pour adopter une attitude positive et généreuse envers les gens.

Exemple d'Utilisation

人に親切にすることは大切です。
(Hito ni shinsetsu ni suru koto wa taisetsu desu.)

Traduction : « Il est important d'être gentil avec les gens. »

彼はいつも人に親切にしています。
(Kare wa itsumo hito ni shinsetsu ni shiteimasu.)
Traduction : « Il est toujours gentil avec les gens. »

Notes Importantes

Contexte : Cette expression peut être utilisée dans des contextes formels ou informels pour encourager des comportements positifs ou pour discuter de l'importance de la gentillesse dans les relations interpersonnelles.

Formes Alternatives : Dans des contextes plus formels ou pour varier les expressions, vous pourriez utiliser des formulations telles que 他人に優しくする (Tanin ni yasashiku suru), qui signifie aussi « être gentil avec les autres ».

人に親切に signifie « être gentil avec les gens » et encourage un comportement bienveillant et attentionné envers les autres.

Les lois des cinq préceptes du Reiki : 義礼建徳恵

Les caractères japonais 義礼建徳恵 peuvent être traduits littéralement :

1. **義 (Gi)**: Justice, droiture, intégrité
2. **礼 (Rei)**: Courtoisie, étiquette, respect
3. **建 (Ken)**: Construction, établissement, édification
4. **徳 (Toku)**: Vertu, moralité, mérite
5. **恵 (Kei)**: Bonté, bénédiction, grâce, faveur

Ils interprètent comme des principes guidant une conduite honorable et vertueuse. :

- **今:**　　maintenant je suis **Kyō dake wa**

- **義 (Gi)** :　　Intégrité　**shinpai suna**
- **礼 (Rei)** :　　Respect　**okoru na**
- **建 (Ken)** :　　Elévation **kansha shite**
- **徳 (Toku)** :　　Vertu　**gyō o hakeme**
- **恵 (Kei)** :　　Grâce　**hito ni shinsetsu ni**

- Intégrité, respect, élévation, vertu, et grâce

Ces caractères combinés expriment la philosophie du REIKI de Maître USUI.
今日丈けは ：**Kyō dake wa**

Kyō dake wa, je reviens sur cette expression, car vous l'aurez compris je ne suis pas en accord avec la traduction de « juste pour aujourd'hui ».

Les préceptes nous renvoient au mot « **Kyō** », en japonais, il signifie aussi « **Sutra** ».

Le mot « sutra « se traduit par 経典 (きょうてん, kyōten) ou 経 (きょう, kyō). Les deux termes se réfèrent aux écritures sacrées bouddhistes.

経典 (きょうてん, kyōten) : signifie littéralement « écriture sacrée » ou « texte canonique ». Ce terme est utilisé pour désigner les textes religieux importants, principalement dans le bouddhisme.

経 (きょう, kyō) : signifie « sutra » ou « scripteur ». Ce kanji est souvent utilisé seul ou comme partie de noms de sutras spécifiques.

Quelques exemples de sutras bien connus en japonais :

般若心経 (はんにゃしんぎょう, Hannya Shingyō) - Le Sutra du Cœur
法華経 (ほけきょう, Hokekyō) - Le Sutra du Lotus
金剛経 (こんごうきょう, Kongōkyō) - Le Sutra du Diamant

Signification de « dake wa »

だけは (dake wa) est une expression utilisée pour mettre en avant une exception ou une spécificité dans une situation donnée.
La structure est composée de だけ (dake), qui signifie « seulement » ou « juste », et de は (wa), qui est une particule de thème.
Ensemble, だけは met en relief le fait que quelque chose est particulièrement vrai ou pertinent dans un contexte donné, souvent pour souligner une dérogation ou une limite. Vous l'aurez compris :

La traduction de : **今日丈けは : Kyō dake wa**

« Le sutra du juste »

Vous comprendrez que Maître Usui nous a laissé un sutra qu'il a créé spécialement pour invoquer un état « d'être juste », tant dans le corps que dans l'esprit. Vous saurez alors qu'il est inutile de traduire ce sutra en français ou en anglais, car il est en japonais pour faire appel aux **cinq aspects fondamentaux** nécessaires pour atteindre l'esprit du Bouddha.

Sutra du juste   Kyō dake wa

- **義 (Gi)** : Intégrité **shinpai suna**
- **礼 (Rei)** : Respect **okoru na**
- **建 (Ken)** : Elévation **kansha shite**
- **徳 (Toku)** : Vertu   **gyō o hakeme**
- **恵 (Kei)** : Grâce   **hito ni shinsetsu ni**

Signification littéraire de

Kyō dake wa shinpai suru na. Okoru na. Kansha shite, gyō o hakeme, hito ni shinsetsu ni :

Peut être traduit littéralement comme suit :

教だけは (Kyō dake wa) : « Seulement l'enseignement » ou « Seulement le sutra »

心配するな (Shinpai suru na) : « Ne t'inquiète pas» ou « Ne te fais pas de souci »

起こるな (Okoru na) : « Ne te braque pas » ou « Pas de soucis »

感謝して (Kansha shite) : « Sois reconnaissant » ou « Exprime ta gratitude »

行をはけめ (Gyō o hakeme) : « Accomplis les pratiques » ou « Pratique les rites »

人に親切に (Hito ni shinsetsu ni) : « Sois gentil avec les gens » ou « Sois bienveillant envers les autres »

La phrase entière pourrait être traduite littéralement par :

« Quant à l'enseignement, ne t'inquiète pas. Ne te fais pas de souci. Sois reconnaissant, pratique les rites, et sois bienveillant envers les autres. »

Ce passage donne des conseils sur l'attitude à adopter vis-à-vis de l'enseignement spirituel, l'importance de la gratitude, la pratique des rites, et la bienveillance envers les autres.

Vous l'aurez compris, les préceptes de Maître Usui Mikao, lorsqu'ils sont récités, font appel à plusieurs notions.

Le Sutra du juste évoque également plusieurs aspects.

La première notion peut être qualifiée d'état d'esprit que doit adopter le praticien de Reiki (Reikido-ka).

La seconde nous indique les actions que le praticien de Reiki doit entreprendre pour pratiquer le Reiki.

La troisième notion concerne les lois intégrées dans ce sutra de Maître Usui.

C'est la culture des **trois mystères** vus dans le Tome 1.

Shin-mitsu
Ku-mitsu
I mitsu

1. Lorsque nous faisons **gassho** ou joignons nos mains devant une image ou une image d'un Bouddha, cela s'appelle « le mystère de notre corps – action » (**Shin-mitsu**).

2. Lorsque nous récitons des mantras, cela s'appelle « le mystère de la parole » (**Ku-mitsu**).

3. Lorsque nous méditons ou pensons aux bouddhas, cela est appelé « le mystère de l'esprit » (**I mitsu**).

Ensemble, ces trois mystères sont appelés (**San-mitsu**), et il est de notre devoir de rendre ces « Trois mystères » réels dans nos vies.

Les cinq sagesses 義礼建徳恵 (cf tome 1)

Les cinq sagesses de Dainichi Nyorai (大日如来) sont des enseignements bouddhistes ésotériques du Shingon et du bouddhisme Vajrayana (tantrique), basés sur les doctrines de l'école Shingon fondée par Kūkai (Kōbō Daishi) au Japon. Ces cinq sagesses représentent les aspects de la conscience éveillée et sont symbolisées par les cinq bouddhas de la famille du Vajra (Vajradhatu).

Les cinq sagesses

義 Intégrité :
大圓鏡智 (Dai-Enkyō-Chi) - La Sagesse du Grand Miroir

礼 respect :
平等性智 (Byōdōshō-Chi) - La Sagesse de l'Égalité

建 Élévation :
妙観察智 (Myō-Kansatsu-Chi) - La Sagesse du Discernement

徳 Vertu :
成所作智 (Jō-Sho-Sa-Chi) - La Sagesse de l'Accomplissement

恵 Grâce :
法界体性智 (Hōkai-Tai-Shō-Chi) - La Sagesse de la Nature du Bouddha

Cinq Bouddhas : Chaque sagesse est associée à l'un des cinq Bouddhas, chacun représentant un aspect spécifique de la conscience éveillée et un antidote aux **cinq poisons** (ignorance, attachement, aversion, orgueil, et jalousie).

Ces cinq sagesses de Dainichi Nyorai illustrent la transformation des aspects négatifs de l'esprit en qualités positives de la conscience éveillée, un concept central dans la pratique et la philosophie du bouddhisme ésotérique.

Cela correspond au Sutra Mahavairocana (cf. Tome 1), dans un ordre différent mais nous retrouvons :

1. L'aspiration à la réalisation de l'illumination
2. Pratique
3. Illumination
4. Nirvana
5. Moyens habiles.

A partir de maintenant, le « **sutra du juste** » ne sera récité qu'en japonais :

Kyō dake wa

shinpai suna
okoru na
kansha shite
gyō o hakeme
hito ni shinsetsu ni

Mantra du « **sutra du juste** »: **Kyō da kewa**

« shin pai su na o ko ru na kan sha shite gyō o ha ke me hi to ni shin set su ni »

Synthèse du « Sutra du juste »

La traduction syllabe par syllabe du sutra

« shin pai su na o ko ru na kan sha shite gyō o ha ke me hi to ni shin set su ni »
«心 配 す な 怒,る な 感 謝 し て 行 を 励め人に親切に»

*

1. **心配すな (Shin-pai su-na)** : Ne t'inquiète pas.

    o 心 (Shin): Cœur, esprit
    o 配 (pai) : Préoccupation, inquiétude
    o すな (su-na) : Ne pas (négation)

« Shinpai » se traduit littéralement par « préoccupation de **l'esprit** » ou « souci du **cœur** », ce qui reflète bien le concept d'inquiétude ou d'anxiété.

« Veillez à vivre chaque jour pleinement. »

*

2. **怒るな (Okoruna)** : Ne te mets pas en colère.

    o 怒 (O) : Colère
    o る (ru) : Particule verbale
    o な (na) : Ne pas (négation)

L'expression « 怒るな » (okoru na) est une injonction ou une demande de ne pas se mettre en colère.

« Maintenez votre esprit en paix. »

*

3. **感謝して (Kan-sha shi-te)** : Sois reconnaissant.

    o 感 (Kan) : Sentiment, émotion
    o 謝 (sha) : Remerciement

71

- ○ して (shi-te) : Particule verbale (faire, étant)

« Kansha » exprime l'acte de ressentir et de montrer de la gratitude ou des remerciements envers quelqu'un ou quelque chose

« Cultivez un sentiment de gratitude. »

*

4. **行を励め (Gyō o ha-ge-me)**: Travaille dur (ou applique-toi dans tes tâches).

- ○ 行 (Gyō) : Action, tâche
- ○ を (o) : Particule de l'objet direct
- ○ 励め (ha-ge-me) : Encourage, applique-toi

« Gyō » signifie « tâche » ou « pratique » et l'expression peut être traduite par « applique-toi dans tes tâches » ou « travaille dur ».

On retrouve aussi que le nom d'art de Maître USUI est « **Gyoho** ».

« Soyez sévère envers vous-même et bienveillant envers les autres ».

« 励め » (hageme) « *dévouement à accomplir sa méditation* ».

*

5. **人に親切に (Hi-to ni shin-setsu ni)** : Sois gentil avec les autres.

- ○ 人 (Hi-to) : Personne, autre
- ○ に (ni) : Particule de direction ou de relation
- ○ 親切 (shin-setsu) : Gentillesse, bienveillance
- ○ に (ni) : Particule adverbiale (pour former un adverbe)

« 親切 » (Shinsetsu) désigne une attitude de gentillesse, de courtoisie et de considération envers les autres.

« Faites des choses qui vous rendent heureux. »

Kyō dake wa du côté karmique

Kyō dake wa ni (経だけは), avec **経 (きょう - kyō)** signifiant « sutra » se traduit par « Seulement les sutras » ou « Se concentrer uniquement sur les sutras ».

Décomposition et Explication

1. **経 (きょう - kyō)** : Sutra, texte sacré bouddhiste.
2. **だけ (dake)** : Seulement.
3. **は (wa)** : Particule thématique, marquant le sujet ou l'emphase.

Définition et Contextualisation

- **経 (kyō)** :
   - 経 (kyō) : Représente les sutras, les enseignements sacrés du bouddhisme.
- **だけ (dake)** :
   - だけ (dake) : Particule signifiant « seulement», limitant l'attention ou l'action aux sutras.
- **は (wa)** :
   - は (wa) : Particule thématique, utilisée ici pour mettre l'accent sur les sutras exclusivement.

*

En Direction du Karma

Dans le contexte du karma, « Kyō dake wa » peut être interprété comme une injonction à se concentrer exclusivement sur les enseignements des sutras pour orienter ses actions et pensées. Se concentrer sur les sutras implique une dévotion aux enseignements bouddhistes, favorisant des actions justes et positives qui engendrent un bon karma.

« Kyō dake wa » dans un contexte karmique

- **経 (kyō)** : Les sutras, les enseignements sacrés qui guident vers des actions justes.
- **だけ (dake)** : Limite l'attention exclusivement aux sutras, soulignant l'importance de se concentrer sur ces textes.
- **は (wa)** : Particule thématique, mettant l'accent sur l'importance des sutras.

Traduction contextuelle

« Se concentrer uniquement sur les sutras, car les enseignements sacrés guident vers des actions justes et positives, contribuant ainsi à un bon karma. La dévotion aux sutras aide à maintenir un esprit pur et des intentions bienveillantes ».

*

Phrase en Kanji : 経だけは

Interprétation Karmique

- **経 (kyō)** : Les sutras, contenant les enseignements essentiels pour une vie vertueuse et karmiquement favorable.
- **だけ (dake)** : Exclusion de toute autre distraction, mettant en lumière l'importance de l'étude des sutras.
- **は (wa)** : Met en exergue l'emphase sur les sutras.

« Kyō dake wai » est une directive pour se concentrer uniquement sur les sutras, favorisant ainsi une compréhension et une mise en pratique des enseignements bouddhistes dans la vie quotidienne. Cette dévotion et cette concentration sur les textes sacrés conduisent à des actions justes et bienveillantes, essentielles pour générer un bon karma.

Shinpai suna : (心配すな)

Décomposons cette expression en utilisant des kanjis et en l'expliquant dans le contexte du karma. On peut se référer à la philosophie bouddhiste qui lie les émotions et les actions humaines aux résultats karmiques.

Décomposition et Explication

1. **心配 (しんぱい - shinpai)**

   o 心 (しん - shin / kokoro) : Le cœur ou l'esprit.
   o 配 (はい - hai) : Distribuer, partager, ou inquiéter dans ce contexte.

2. **すな (suna)** : Une forme impérative négative ancienne de する (suru), qui signifie « faire ». Donc « すな » signifie « ne fais pas ».

Définition et Contextualisation

心配 (shinpai) :

- 心 (kokoro) : Représente l'esprit ou le cœur, souvent associé aux émotions.

- 配 (hai) : Ici, il signifie» inquiétude», car il implique la distribution des pensées ou des préoccupations.

En Direction du Karma

Dans le contexte du karma, le terme « Shinpai suna » peut être interprété comme un conseil pour ne pas laisser les préoccupations et les inquiétudes influencer vos actions. Selon la philosophie bouddhiste, les émotions négatives telles que l'inquiétude peuvent générer un karma défavorable. Ainsi, rester calme et ne pas s'inquiéter est important pour maintenir un état d'esprit serein et générer un bon karma.

« Shinpai suna » dans un contexte karmique

- 心 (kokoro) : Le cœur ou l'esprit, la source des émotions et des intentions.
- 配 (hai) : Distribuer ou émettre des préoccupations.
- すな (suna) : Ne pas faire.

Traduction contextuelle

« Ne laisse pas ton cœur être troublé par des inquiétudes inutiles, car cela pourrait nuire à ton karma. Maintiens un esprit calme et serein pour générer des actions positives et ainsi améliorer ton karma. »

Phrase en Kanji : 心配すな

Interprétation Karmique

- 心 (kokoro) : Le siège des intentions et des émotions, crucial pour le karma.
- 配 (hai) : Les inquiétudes et les préoccupations, qui peuvent affecter le karma négativement.
- すな (suna) : L'injonction de ne pas faire, de ne pas se laisser submerger par les émotions négatives.

« Shinpai suna » est non seulement un conseil pratique pour éviter les inquiétudes inutiles, mais également une directive pour maintenir un équilibre émotionnel favorable à un bon karma.

*

Okoru na : (怒るな)

Décomposition en utilisant des kanjis et expliquer cela dans le contexte du karma, on peut utiliser les concepts bouddhistes où la colère est vue comme une émotion négative qui engendre un karma défavorable.

Décomposition et Explication

1. 怒る (おこる - okoru)

   - 怒 (おこ - oko) : Colère.
   - る (ru) : Terminaison verbale pour « devenir » ou « être ».

2. な (na) : Une particule impérative négative, signifiant « ne pas ».

Définition et Contextualisation

- 怒る (okoru)

   - 怒 (oko) : Représente la colère, une émotion intense et négative.
   - る (ru) : Utilisé pour former le verbe « devenir en colère ».

En Direction du Karma

Dans le contexte du karma, « Okoru na » peut être interprété comme une mise en garde contre la colère, qui est considérée comme une émotion destructrice pouvant entraîner des actions négatives et un karma défavorable. Selon les enseignements bouddhistes, la maîtrise des émotions négatives comme la colère est essentielle pour créer un karma positif.

« Okoru na » dans un contexte karmique

- 怒 (oko) : La colère, une émotion qui peut conduire à des actions impulsives et néfastes.
- る (ru) : Indique l'acte de devenir ou d'être en colère.
- な (na) : Une injonction négative, signifiant» ne pas».

Traduction contextuelle

« Ne laisse pas la colère prendre le dessus, car elle peut nuire à ton karma. Cultive la paix intérieure et la patience pour améliorer ton karma. »

Phrase en Kanji : 怒るな

Interprétation Karmique

- **怒 (oko)** : La colère, une émotion qui peut engendrer des actes négatifs et donc un karma défavorable.
- **る (ru)** : L'acte de devenir ou d'être en colère, déclencheur de mauvaises actions.
- **な (na)** : Une directive pour ne pas succomber à cette émotion négative.

« Okoru na » n'est pas seulement un conseil pour éviter la colère, mais aussi une directive pour maintenir un comportement calme et patient, essentiel pour générer un bon karma. Selon la philosophie bouddhiste, la maîtrise de la colère et la pratique de la patience mènent à des actions positives, favorisant ainsi un karma bénéfique.

*

Kansha shite : (感謝して)

Décomposer en utilisant des kanjis et expliquer cela dans le contexte du karma, on peut se référer à la philosophie bouddhiste où la gratitude est vue comme une émotion positive qui engendre un bon karma.

Décomposition et Explication

1. **感謝 (かんしゃ - kansha)** :
    - **感 (かん - kan)** : Ressentir, émotion.
    - **謝 (しゃ - sha)** : Remercier, gratitude.

2. **して (shite)** : Forme impérative du verbe する (suru), signifiant» faire» ou» exprimer».

Définition et Contextualisation

- **感謝 (kansha)**

    - **感 (kan)** : Représente le ressenti ou l'émotion.
    - **謝 (sha)** : Représente l'acte de remercier ou de montrer de la gratitude.

En Direction du Karma

Dans le contexte du karma, « Kansha shite » peut être interprété comme une injonction à cultiver et exprimer la gratitude, une pratique qui engendre des émotions positives et des actions bénéfiques, favorisant ainsi un bon karma. Selon les enseignements bouddhistes, la gratitude contribue à la paix intérieure et à des relations harmonieuses, ce qui génère un karma favorable.

« Kansha shite » dans un contexte karmique

- 感 **(kan)** : Ressenti ou émotion, soulignant l'importance de l'émotion positive.
- 謝 **(sha)** : Acte de remercier ou de montrer de la gratitude.
- して **(shite)** : Forme impérative pour exprimer cette émotion positivement.

Traduction contextuelle

« Exprime ta gratitude, car la reconnaissance engendre un bon karma. Cultiver la gratitude mène à des actions positives et favorise l'harmonie dans ta vie. »

Phrase en Kanji : 感謝して

Interprétation Karmique

- 感 **(kan)** : Ressenti ou émotion, indiquant l'importance d'une attitude émotionnelle positive.
- 謝 **(sha)** : Acte de gratitude, une pratique qui entraîne des actions positives.
- して **(shite)** : Directive pour exprimer cette gratitude activement.

« Kansha shite » n'est pas seulement un conseil pour être reconnaissant, mais aussi une directive pour cultiver une attitude de gratitude, essentielle pour générer des actions positives et donc un bon karma. Selon la philosophie bouddhiste, la pratique de la gratitude conduit à des expériences de vie plus harmonieuses et bénéfiques favorisant ainsi un karma positif.

*

Gyō o hakeme : (行を吐けめ)

« Gyō o hakeme ni » (行を吐けめに) est une expression qui pourrait être traduite approximativement par « pratiquez les actions » ou « mettez en œuvre les pratiques ». Pour mieux comprendre cette phrase et son implication dans le contexte du karma, nous devons décomposer les éléments de cette expression et la relier aux principes karmiques.

Décomposition et Explication

1. 行 **(ぎょう - gyō)** : Pratique, action, ou conduite.
2. を **(o)** : Particule d'objet direct, indiquant ce qui est pratiqué ou mis en œuvre.

3. 吐けめ **(hakeme)** : Une forme ancienne ou poétique de 吐け (hakke), qui peut signifier « pratiquez » ou « réalisez » (le verbe 吐く [haku] peut signifier» expirer», mais ici il est utilisé de manière poétique ou archaïque pour exprimer l'idée de mise en œuvre).
4. に **(ni)** : Particule indiquant la direction ou l'intention.

Définition et Contextualisation

- 行 **(gyō)** :
  - 行 **(gyō)** : Représente les actions ou pratiques spirituelles, souvent dans un contexte bouddhiste, cela peut inclure les comportements vertueux ou les pratiques religieuses.
- を **(o)** :
  - を **(o)** : Indique que l'action ou la pratique est le sujet de la phrase.
- 吐けめ **(hakeme)** :
  - 吐け **(hake)** : Ancienne forme ou variation de 行け (ike), qui signifie « faire » ou « pratiquer ».
  - め **(me)** : Particule archaïque ou poétique, ajoutant une nuance de suggestion ou d'invitation.
- に **(ni)** :
  - に **(ni)** : Indique la direction ou l'intention de l'action.

En Direction du Karma

Dans le contexte du karma, « **Gyō o hakeme ni** » pourrait être interprété comme une injonction à mettre en œuvre des actions vertueuses et des pratiques spirituelles. En d'autres termes, cela suggère de se concentrer sur la pratique des actions positives et des comportements vertueux comme moyen de cultiver un bon karma.

« Gyō o hakeme ni » dans un contexte karmique

- 行 **(gyō)** : Les actions ou pratiques spirituelles, cruciales pour le développement karmique.
- 吐けめ **(hakeme)** : Expression poétique pour « mettre en œuvre » ou « pratiquer ».
- に **(ni)** : Indique l'intention ou la direction des actions vers les pratiques vertueuses.

Traduction contextuelle

« Mettez en œuvre des actions vertueuses et des pratiques spirituelles car pratiquer le bien génère un bon karma. La dévotion à des comportements positifs favorise des résultats favorables dans la vie. »

Phrase en Kanji : 行を吐けめに

Interprétation Karmique

- **行 (gyō)**: Représente les actions positives ou les pratiques spirituelles essentielles pour créer un bon karma.
- **吐けめ (hakeme)**: Suggère la mise en œuvre active de ces pratiques.
- **に (ni)**: Indique l'orientation des actions vers des pratiques vertueuses.

« Gyō o hakeme ni » est une directive pour se concentrer sur la mise en œuvre d'actions vertueuses et de pratiques spirituelles. Cette concentration sur des comportements positifs est essentielle pour générer un bon karma, conformément aux principes bouddhistes de l'action et de la conséquence. En pratiquant le bien et en adoptant des comportements vertueux, on favorise un karma positif et on améliore son chemin spirituel.

*

Hito ni shinsetsu ni

Hito ni shinsetsu ni (人に親切に) signifie « sois gentil avec les autres » ou « sois aimable envers les gens ». Pour le décomposer en utilisant des kanjis et expliquer cela dans le contexte du karma, nous pouvons nous référer à la philosophie bouddhiste où la gentillesse et l'amabilité envers les autres engendrent un bon karma.

Décomposition et Explication

1. **人 (ひと - hito)** : Personne, être humain.
2. **に (ni)** : Particule indiquant la direction ou l'objet de l'action.
3. **親切 (しんせつ - shinsetsu)** :
   - **親 (しん - shin)**: Parent, proche, intime.
   - **切 (せつ - setsu)**: Gentillesse, considération.
4. **に (ni)** : Particule de manière ou de condition.

Définition et Contextualisation

- **人に (hito ni)** :
  - **人 (hito)** : Représente les autres personnes, les êtres humains en général.
  - **に (ni)** : Indique que l'action ou l'attitude s'adresse aux autres.

- **親切に (shinsetsu ni)** :
  - **親 (shin)** : Évoque une relation proche ou bienveillante.
  - **切 (setsu)** : Représente la gentillesse et la considération.

o   に **(ni)** : Utilisé pour former l'adverbe « gentiment » ou « avec gentillesse ».

En Direction du Karma

Dans le contexte du karma, « Hito ni shinsetsu ni » peut être interprété comme une injonction à pratiquer la gentillesse envers les autres, ce qui engendre des émotions et des actions positives, favorisant un bon karma. Selon les enseignements bouddhistes, être aimable et bienveillant envers les autres contribue à la création de relations harmonieuses et au bien-être collectif, ce qui génère un karma favorable.

« Hito ni shinsetsu ni » dans un contexte karmique

- 人 **(hito)** : Les autres, l'humanité en général.
- 親切 **(shinsetsu)** : Gentillesse et considération.
- に **(ni)** : Particule indiquant la manière d'agir.

Traduction contextuelle

« Sois gentil avec les autres, car la bienveillance envers autrui engendre un bon karma. Cultiver la gentillesse mène à des actions positives et favorise des relations harmonieuses dans ta vie. »

Phrase en Kanji : 人に親切に

Interprétation Karmique :

- 人 **(hito)** : Les autres, ceux à qui nous devons montrer de la bienveillance.
- 親切 **(shinsetsu)** : Gentillesse et considération, qualités essentielles pour générer des actions positives.
- に **(ni)** : Particule indiquant la manière, soulignant l'importance de la gentillesse dans les interactions.

En résumé, « **Hito ni shinsetsu ni** » n'est pas seulement un conseil pour être aimable, mais aussi une directive pour cultiver une attitude de gentillesse, essentielle pour générer des actions positives et donc un bon karma. Selon la philosophie bouddhiste, pratiquer la gentillesse et la bienveillance envers les autres conduit à des expériences de vie plus harmonieuses et bénéfiques, favorisant ainsi un karma positif.
C'est comme : « **Hakuna Matata** »

« **Hakuna Matata** » est une expression swahilie qui signifie « sans aucun souci » ou « pas de problème ». C'est une phrase popularisée par le film Disney *Le Roi Lion*, où elle est utilisée pour exprimer une attitude de lâcher-prise et de vivre sans se préoccuper des problèmes. Elle est souvent associée à une philosophie de vie détendue et positive.

En japonais, « Hakuna Matata » pourrait être traduit par 心配ない (しんぱいない, *shinpai nai*), qui signifie littéralement « sans aucun souci » ou « ne vous inquiétez pas ».

Une autre façon de traduire l'idée de « Hakuna Matata » en japonais pourrait être « 気にしないで » (きにしないで, *ki ni shinaide*), qui se traduit par « ne vous en faites pas » ou « ne vous inquiétez pas ». Ces expressions transmettent le sens général de ne pas se laisser perturber par les problèmes.

Mélangeons les syllabes

« shin pai su na o ko ru na kan sha shite gyō o ha ke me hi to ni shin set su ni »

Phrase reconstituée en utilisant les syllabes :

(shin, pai, su, na, o, ko, ru, na, kan, sha, shite, gyō, o, ha, ke, me, hi, to, ni, shin, set, su, ni) dans un ordre différent pour créer une phrase cohérente en japonais :
人に親切にして、感謝して行動しなさい。

Décomposition

- 人に親切にして (hito ni shinsetsu ni shite) : Sois gentil avec les gens
- 感謝して (kansha shite) : Sois reconnaissant
- 行動しなさい (kōdō shinasai) : Agis

Traduction

Sois gentil avec les gens, sois reconnaissant et agis.
Cette phrase utilise toutes les syllabes fournies de manière cohérente et naturelle en japonais, en transmettant un message positif et encourageant.

A l'envers :

« ni su set shin ni to hi me ke ha o gyō shite sha kan na ru ko o na su pai shin »

La phrase « にすせつしんにとひめけはおぎょうしてしゃかんなるこうおなすぱいしん » est une séquence de syllabes ou de caractères qui ne forment pas une phrase cohérente.

Interprétation Possible

« En suivant le principe du cœur et de la pratique, faites les actions nécessaires et réalisez-les avec un sentiment sincère. »

Autres phrases ou mots

Déterminons quelles autres phrases ou mots peuvent être formés à partir des lettres :

k, y, ō, d, a, k, e, w, a, s, h, i, n, p, a, i, s, u, n, a, o, k, o, r, u, n, a, k, a, n, s, h, a, s, h, i, t, e, g, y, ō, o, h, a, k, e, m, e, h, i, t, o, n, i, s, h, i, n, s, e, t, s, u, n, i.

Cela nécessite une approche systématique pour assurer que chaque lettre est utilisée correctement.

Phrases possibles

- **Yakusoku shite** (約束して) : Promettre
- **Kansha suru** (感謝する) : Remercier / Être reconnaissant
- **Shinpai shinai** (心配しない) : Ne pas s'inquiéter
- **Okoru koto wa nai** (怒ることはない) : Ne pas se mettre en colère
- **Hito ni shinsetsu ni** (人に親切に) : Être gentil avec les autres

Mots individuels possibles

- **Hito** (人) : Personne
- **Kansha** (感謝) : Reconnaissance
- **Shinpai** (心配) : Inquiétude
- **Okoru** (怒る) : Se mettre en colère
- **Shinsetsu** (親切) : Gentillesse

Réorganisation libre

- **Ongaku** (音楽) : Musique
- **Kiku** (聞く) : Écouter
- **Sakura** (桜) : Cerisier
- **Aisatsu** (挨拶) : Salutation
- **Kenkō** (健康) : Santé
- **Shiawase** (幸せ) : Bonheur
- **Ai** (愛) : Amour
- **Umi** (海) : Mer

- **Yume** (夢) : Rêve

Former des anagrammes ou chercher des phrases qui pourraient avoir un sens spirituel ou ésotérique.

- **Shinkō** (信仰) : Foi
- **Gyakuten** (逆転) : Réversibilité, retournement
- **Kenkyū** (研究) : Recherche, étude
- **Inochi** (命) : Vie
- **Sankaku** (三角) : Triangle (qui peut avoir des connotations ésotériques)

En utilisant les mots et les concepts que nous avons extraits des lettres, nous pouvons essayer de construire une phrase qui aurait un sens caché ou spirituel.

- 信仰を持って (Shinkō o motte) : Aie foi
- 命を感謝して (Inochi o kansha shite) : Sois reconnaissant pour la vie
- 業を励んで (Gyō o hagende) : Applique-toi dans ton travail
- 人に優しく (Hito ni yasashiku) : Sois doux avec les autres

En cherchant des significations cachées, nous trouvons que les thèmes de la foi (信仰, shinkō), la vie (命, inochi), la gratitude (感謝, kansha) et l'application dans le travail (業, gyō) reviennent souvent. Ces concepts se relient bien avec les enseignements du Reiki et peuvent être considérés comme des messages cachés supplémentaires intégrés dans les préceptes.

En conclusion, bien que les préceptes du Reiki soient explicitement clairs, l'analyse des lettres permet également de découvrir des thèmes spirituels plus profonds qui renforcent les valeurs de gratitude, de foi et de travail, tous cohérents avec la philosophie du Reiki.

Exploration de combinaisons cachées

En examinant d'autres combinaisons possibles des lettres pour révéler des phrases cachées :

1. 新しい道を開け (Atarashii michi o ake) :
> « Ouvre un nouveau chemin »

2. 希望を持って (Kibou o motte) :
> « Aie de l'espoir »

3. 夢を追って (Yume o otte) :
> « Poursuis tes rêves »

4. 自分を信じて (Jibun o shinjite) :
> « Crois en toi »

5. 世界を変えよう (Sekai o kaeyou) :
> « Changeons le monde »

Ces phrases représentent des thèmes et des messages inspirants et spirituels qui peuvent être dérivés des lettres disponibles.

Les lettres fournies permettent de composer les préceptes du Reiki de manière claire et directe. En explorant plus profondément, nous pouvons également découvrir des phrases et des messages cachés qui résonnent avec des thèmes d'espoir, de changement, de poursuite des rêves et de croyance en soi. Ces thèmes sont en harmonie avec les enseignements du Reiki et ajoutent une couche de profondeur aux préceptes initiaux.

La véritable traduction, pour moi, du Sutra

Pour moi, le sutra sonne mieux en le récitant de la sorte :

Kyō dake wa Shinpai suna
O karu na Kansha shite
Gyō o hakeme Hito ni shinsetsu ni

Analyse des parties du message caché du « **Sutra de l'esprit et corps juste** » :

*

1. **Dake wa Kyō Shin pai suna** :

o **Dake wa** : « Juste », « seulement », ou « pour ».
o **Kyō** : « Sūtra » ou « texte sacré », mais ici, interprété comme « esprit juste ».
o **Shin** : « Esprit ».
o **Pai** : « Bon » ou « correct ».
o **Suna** : Négation ou instruction informelle, mais dans ce contexte, cela semble signifier « sois » ou « deviens ».

Traduction : « **Que ton esprit soit juste** »

*

2. **O karuna Kan sha shite** :
En modifiant « Koruna » en « Karuna »

o **O** : Préfixe honorifique.
o **Karuna** : « Compassion ».
o **Kan sha** : « Gratitude ».
o **Shite** : « Exprime » ou « devienne ».

Traduction : « **Que votre compassion devienne gratitude** »

*

3. **Gyōho akeme Hi to ni shin setsuni** :
« **Gyōho** », qui est le nom d'art de Maître USUI signifierait « mes ».

o **Gyōho** : « Méthode » ou « pratique », en référence aux enseignements de Maître Usui :
« mes enseignements »
o **Akeme** : « Commencez » ou « ouvrez » (reformulé ici comme « commencer »).
o **Hi to** : « Les gens » ou « les autres ».
o **Ni** : « Pour » ou « en direction de ».
o **Shin setsuni** : « Avec gentillesse » ou « pour le bien ».

*

Traduction : « **Commencez à pratiquer mes enseignements avec discipline, tant pour vous-même que pour le bien des autres** ».

Ce message réunit l'idée de maintenir un esprit juste, de transformer la compassion en gratitude, et d'aborder la pratique des enseignements avec sérieux et bienveillance, tant pour soi-même que pour les autres. Il reflète des principes fondamentaux de la pratique spirituelle : la justice intérieure, la transformation de la compassion en gratitude, et l'importance d'une pratique disciplinée et généreuse. C'est une synthèse puissante des valeurs et de l'approche spirituelle de Maître Usui.

**

Sutra du corps et de l'esprit juste

Que ton esprit soit juste
Que votre compassion devienne gratitude
Commencez à pratiquer mes enseignements avec discipline, tant pour vous-même que pour le bien des autres.

Dake wa Kyō Shin pai suna
O karuna Kan sha shite
Gyōho akeme Hi to ni shin setsuni

Cho Ku Rei

招
空
靈

Le 1ᵉʳ symbole : CKR Chō Ku Rei

Phonétiquement, le mantra Cho Ku Rei se prononce :

« Oh ! Ou ! Hey ! ».

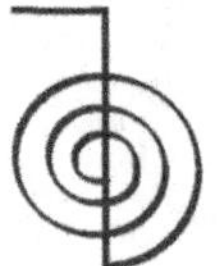

« Cho Ku Rei» 招空靈

Le terme « Cho Ku Rei » en japonais, est associé au Reiki et représente un symbole essentiel dans cette pratique de guérison énergétique. Voici une explication détaillée de ce symbole :

Signification du» Cho Ku Rei»

Cho :   (招)   signifie « inviter » ou « appel ».
Ku :   (空)   signifie « espace » ou « vide ».
Rei :   (靈)   signifie « esprit » ou « sacré ».

Utilisation

- **Symbole de Puissance** : Le symbole Cho Ku Rei est utilisé principalement pour augmenter ou concentrer l'énergie. C'est souvent le premier symbole enseigné aux praticiens de Reiki.

- **Dessiner le Symbole** : Il est dessiné comme une spirale avec un axe vertical. Le nombre de tours de la spirale et le sens (horaire ou antihoraire) peuvent varier selon les traditions de Reiki.

- **Mantra** : Le nom « Cho Ku Rei » est également utilisé comme un mantra pour activer le symbole. Le praticien peut le réciter en dessinant le symbole mentalement ou physiquement.

Applications Pratiques

- **Augmentation de l'Énergie** : Utilisé pour intensifier l'énergie Reiki pendant une session de guérison. Il peut être appliqué directement sur la zone du corps nécessitant de l'énergie supplémentaire.

- **Protection** : Le symbole est souvent utilisé pour créer une protection énergétique autour d'une personne ou d'un espace.

- **Nettoyage et Purification** : Il aide à nettoyer les énergies négatives d'un espace ou d'une personne.

- **Activation des Chakras** : Peut être utilisé pour activer et équilibrer les chakras.

Formation et Initiation

- **Niveaux de Reiki** : Le symbole Cho Ku Rei est généralement enseigné dans le niveau I ou II de la formation en Reiki. Les étudiants apprennent comment dessiner et utiliser le symbole efficacement.

- **Pratique Personnelle** : Les praticiens peuvent utiliser le symbole sur eux-mêmes, sur d'autres personnes ou pour charger des objets (comme de la nourriture ou de l'eau) avec de l'énergie positive.

Histoire et Origines

- **Origine** : Comme les autres symboles Reiki, le Cho Ku Rei a été introduit par Mikao Usui. Les symboles ont été transmis de maître à élève dans la tradition du Reiki.

- **Évolution** : Bien que les symboles soient restés relativement constants, certaines écoles de Reiki peuvent avoir des variations mineures dans leur utilisation ou leur représentation.

Visualisation et Méditation

- **Technique de Visualisation** : Les praticiens visualisent souvent le symbole comme une lumière dorée ou blanche intense, illuminant et énergisant la zone ciblée.

- **Méditation** : En méditant sur le symbole, les praticiens peuvent renforcer leur connexion avec l'énergie universelle et augmenter leur propre énergie vitale.

Symbolisme Additionnel

- **Amplification de l'Énergie** : Le symbole Cho Ku Rei est vu comme un interrupteur de lumière « allumant » ou amplifiant l'énergie où qu'il soit utilisé.

- **Connexion avec l'Énergie Universelle** : Il représente la connexion directe et immédiate avec l'énergie universelle disponible pour la guérison et la transformation.

- **Équilibre et Harmonie** : Utilisé pour ramener l'équilibre et l'harmonie dans un système énergétique perturbé.

Le symbole « Cho Ku Rei » est un outil fondamental dans le Reiki, utilisé pour augmenter, concentrer et diriger l'énergie. Sa pratique et son utilisation nécessitent une formation appropriée et une compréhension de ses puissantes capacités énergétiques.

L'action du Cho Ku Rei

L'utilisation du « Cho Ku Rei » vient activer, renforcer, ancrer et sceller l'action énergétique. Le Cho Ku Rei n'a pas d'action ciblée (dans le sens d'orienter un traitement). Son effet est comparable à celui d'une loupe, amplifiant et focalisant l'énergie qui peut alors agir plus activement et plus profondément.

L'usage du Cho Ku Rei est très simple puisque le symbole se trace en un seul geste. S'il est visualisé, il peut être projeté en une seule image complète ou tracé visuellement.

Sur l'être humain ou l'animal, le Cho Ku Rei peut être activé localement durant un soin sur une blessure ou une partie dysfonctionnant de l'organisme. Mais il peut également être utilisé de manière globale en le traçant ou en le visualisant à l'échelle de la personne ou de l'animal traité.

Le Cho Ku Rei est idéal pour renforcer l'ancrage de la personne coupée de ses racines, par exemple, suite à un choc ou une situation déstabilisante.

Faites s'asseoir la personne, la plante des pieds bien en contact avec le sol. Posez vos mains sur ses pieds durant quelques minutes puis projetez le Cho Ku Rei à travers chacune de vos mains. Vous l'aiderez à la fois à renforcer son enracinement et à évacuer le trop plein émotionnel.

L'action dynamisante du Cho Ku Rei peut être exercée très largement sur tout ce qui nous entoure. Celle-ci aura pour effet d'augmenter le taux vibratoire d'une boisson, d'un aliment, mais également d'un lieu. Le Cho Ku Rei permet de réduire considérablement les effets secondaires de traitements ou médicaments lorsque ceux-ci s'avèrent nécessaires. Par son action très large, le Cho Ku Rei est un symbole très utile au quotidien.

Le Cho Ku Rei permet de protéger votre lieu de vie, tout particulièrement si celui-ci se trouve dans un immeuble où le voisinage amène, de par sa proximité, certaines lourdeurs à votre habitat. Il est alors conseillé de projeter le Cho Ku Rei sur chaque paroi murale, ainsi que sur le sol et le plafond. Sur un plan énergétique, cela va dynamiser vos murs tout en rendant votre lieu de vie imperméable aux perturbations extérieures de vos chers voisins, un peu comme la cage de Faraday protège des nuisances électromagnétiques extérieures.

Cho-Ku-Rei est le symbole Reiki le plus polyvalent de tous.
Il se traduit généralement par :

« Toute la puissance de l'Univers, ici et maintenant ».

Cho-Ku-Rei peut concentrer une énorme quantité d'énergie en un seul point, guérissant, nettoyant et protégeant cette zone. Il agit comme un interrupteur qui peut améliorer le flux d'énergie universelle.

Vous pouvez l'activer sur vos centres énergétiques, sur l'ensemble du corps ou sur vos paumes pour mieux guider le flux.

Exemples d'utilisation du symbole Cho-Ku-Rei (CKR)

- Active tous les autres symboles ;

- Vous protège à tous les niveaux ;

- Apportera tout ce qui est nécessaire dans une situation ;

- Nettoie les énergies de votre maison, bureau, cristaux, voiture, etc. ;

- Apporte de l'équilibre dans votre vie ;

Vous êtes seulement limité par votre imagination.
En intégrant les symboles dans votre vie, vous utiliserez le Reiki sur tout.

Signification ésotérique

La signification ésotérique du symbole est la dé-création de la maladie et de l'affection car ce sont des créations constamment recréées (La spirale).

« Cho Ku Rei » en nouveaux, anciens et chinois Kanjis

Nouveau Kanjis :» 町区礼»

町 : **« CHO »**:Couper :
Les illusions pour voir le tout

区 : **« KU »** Pénétrant :
Imaginez une épée tranchante

礼 : **« REI »** Universel :
Omniprésent, présent partout

Les nouveaux Kanjis utilisent des notions de coupe, de pénétration et d'universalité pour représenter l'idée d'éliminer les illusions, d'approfondir la compréhension et de reconnaître une présence omniprésente.

Ancien Kanjis» 調較靈»

調 : **« CHO »** : signifiant « harmonie » ou « réglage »

較 : **« KU »** : signifiant « comparer » ou « évaluer »

靈 : **« REI»** : signifiant « esprit » ou « âme »

Les anciens Kanjis se concentrent sur l'harmonie, l'évaluation et la dimension spirituelle, suggérant un équilibre énergétique et une connexion spirituelle.

Kanjis chinois « 書刻零 »

書 : **« SHU »** : signifiant « écrire » ou « inscrire ».

刻 : **« KOKU »** :signifiant « graver » ou « marquer ».

零 : **« REI »** :signifiant « zéro » ou « vide ».

Les Kanjis Chinois se focalisent sur l'écriture, la gravure et le vide, indiquant la fixation d'une intention et la possibilité d'un espace ouvert pour l'énergie.

Chacune des écritures mettent en avant des aspects différents de l'énergie et de la pratique spirituelle.

Les termes de « Cho Ku Rei »

Le terme « ChoKu » kanji « 直 », signifie « droit » ou « direct ».
C'est la droite qui remonte et qui coupe la spirale en 7 points pour symboliser les chakras.

En ancien japonais, le terme « spirale » pourrait être représenté par le kanji. « 螺旋 » (rasen).

La spirale est associée à des concepts de progression cyclique, de transformation continue ou de mouvement incessant dans le cycle de la vie, de la mort et de la renaissance (**samsara**). CF. Tome 1.

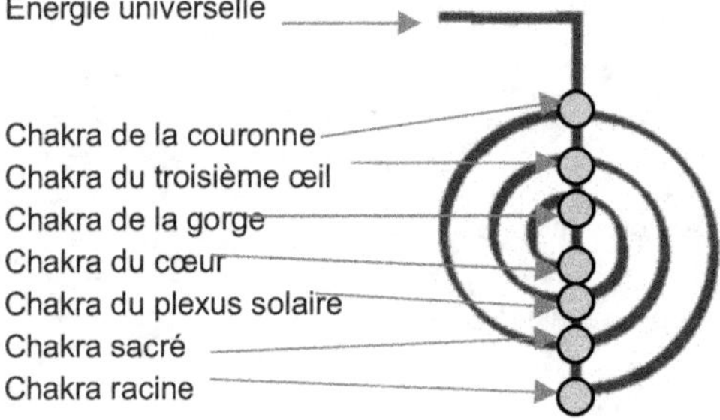

Un swastika

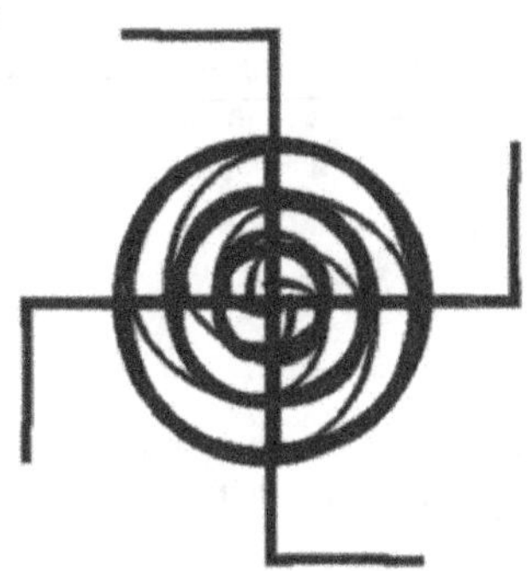

Le swastika, un symbole ancien avec une riche histoire, a également une signification importante dans le bouddhisme. Voici un aperçu de ses significations dans ce contexte :

Symbole de Bonnes Pratiques et de Bonne Fortune : En bouddhisme, le swastika est souvent associé à des significations positives telles que la prospérité, la chance et la protection. Elle est considérée comme un symbole de bonne fortune et de réussite spirituelle.

Représentation de la Conscience et de l'Univers : le symbole est aussi interprété comme une représentation de l'ordre cosmique et de la direction. Ses bras croisés symbolisent les quatre directions principales (Nord, Sud, Est, Ouest) et l'harmonie de l'Univers.

Symbole de l'Éternité et du Cycle de la Vie : le swastika est lié à l'idée du cycle éternel de la vie, de la mort et de la renaissance. Elle représente la perpétuité et la continuité de la vie et de l'existence.

Motif de Protection Spirituelle : dans les représentations bouddhistes, le swastika est souvent utilisé comme un motif protecteur, placé dans des sculptures, des peintures ou des artefacts pour apporter une protection spirituelle.

Association avec le Bouddha : le swastika est parfois vu comme un emblème du Bouddha. Elle est souvent placée sur les statues de Bouddha ou dans des temples bouddhistes pour représenter le Dharma (les enseignements du Bouddha) et la présence divine.

Contexte Culturel et Historique

Origine Ancestrale

Le swastika est un symbole ancien, utilisé dans diverses cultures depuis des millénaires, notamment dans les traditions hindoues, jaïnistes et bouddhistes. Elle symbolise la prospérité et le bien-être dans ces traditions.

Swastika symbole Universel

Avant d'être associée à des usages controversés au 20ème siècle, le swastika était largement respecté comme un symbole sacré et bénéfique dans de nombreuses cultures et religions.
Dans le bouddhisme, le swastika est un symbole de bon augure, de protection et d'harmonie cosmique. Il représente la continuité de la vie et l'enseignement du Bouddha, et est utilisé pour exprimer des concepts spirituels positifs.

L'Antahkarana formé de Trois CKR

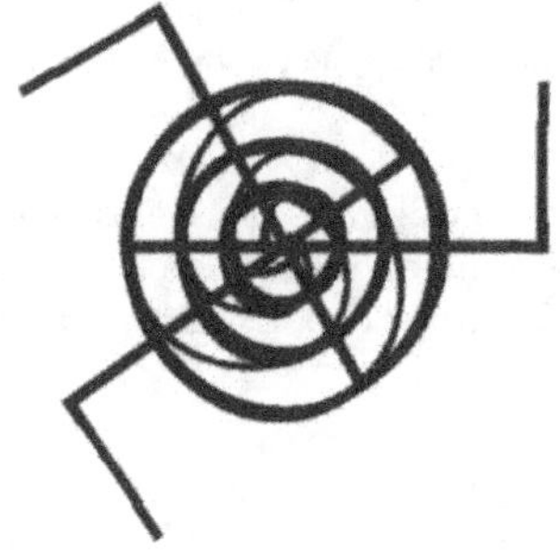

Origine du symbole Antahkarana

L'Antahkarana a une tradition ancienne, bien qu'elle ait été gardée secrète jusqu'au début du 20e siècle.

On pense qu'il a été canalisé pour la première fois par des entités du plan causal à l'époque du continent Lémurien, il y a environ 140 000 ans.

Aujourd'hui, l'essentiel des connaissances le concernant a été transmis par Maître Dwhjal Kuhl, grand lama et l'une des figures les plus marquantes de la « Grande Loge

Blanche ». Ce grand Maître a transmis une grande partie de ses connaissances à Alice A. Bailey et à d'autres initiés.

Djwal Khôl (appelé aussi le tibétain, Djwhal Khôl, Djwal Kûl, ou souvent D.K.1) est, dans les milieux liés à la Société théosophique, un maître de sagesse (« mahatma »), qui a « inspiré » l'œuvre d'Alice Bailey par télépathie.
La réalité historique du personnage n'a jamais été prouvée.

Alice Ann Bailey, (née Alice LaTrobe Bateman, 16 juin 1880 à Manchester, décédée le 15 décembre 1949), était une auteure occultiste britannique.
Par son usage fréquent et précurseur de l'expression « New Age » dans ses ouvrages, elle est souvent présentée, à tort, comme l'une des fondatrices du mouvement New Age. Alice Bailey a écrit plus d'une vingtaine d'ouvrages traitant d'occultisme et d'ésotérisme, ainsi que des articles qui furent publiés par le Lucis Trust, organisation spiritualiste mondiale qu'elle fonda en 1922 avec son époux, Foster Bailey, et quelques amis.

Qu'est-ce que l'Antahkarana ?

L'Antahkarana est un pont entre deux réalités, la réalité physique et la réalité spirituelle, le mental inférieur et la supraconscience. Il est d'une importance vitale pour le développement spirituel et la guérison au niveau physique pour que le chemin soit ouvert et qu'un pont soit construit entre les deux parties.

L'Antahkarana relie l'esprit à l'Etre Supérieur par le simple fait de l'avoir dans le champ visuel. Ce symbole, utilisé depuis l'Antiquité au Tibet et en Chine, est aujourd'hui utilisé avec le Reiki à des fins de guérison et de méditation.

Utilisations de cet ancien symbole de guérison

Il suffit de coller ou de placer Antahkarana dans n'importe quelle pièce pour créer une atmosphère saine et sans maladie.

Il est plus efficace pour se remettre de toute maladie.

Tout objet ou quoi que ce soit placé entre 2 symboles Antahkarana sera nettoyé de toute négativité.

Les symboles Antahkarana masculins et féminins neutralisent tout type d'énergie.
Les cristaux peuvent être nettoyés en les plaçant entre 2 symboles Antahkarana.

Placez le symbole Antahkarana sous le lit ou le matelas pour favoriser un meilleur sommeil.

Placez le symbole Antahkarana sur les chakras pour équilibrer les chakras.

Chargez de la nourriture et de l'eau pour la purification en les plaçant dans l'Antahkarana. Agit comme un détoxifiant.

Placer à proximité des appareils électroniques pour réduire l'effet des ondes.

La méditation avec le symbole Antahkarana apporte une clarté intérieure, améliore l'immunité et établit une connexion plus forte avec les royaumes spirituels.

Si vous vivez une détresse insupportable, placer un symbole de croix cosmique aide à soulager la douleur.
Le coller ou le placer n'importe où dans la pièce neutralise l'énergie négative et la transforme en énergie positive.

Dissipe les effets négatifs des médicaments lorsqu'ils sont placés sous des médicaments ou dans la boîte de premiers secours.

Lors des séances de Reiki, placez le symbole directement face vers le bas sur les chakras ou les organes et donnez du Reiki en plaçant vos paumes quelques centimètres au-dessus. Amplifie la guérison Reiki. Vous pouvez également le placer sous la civière.

Gardez le symbole sur ou sous votre bureau pour éviter la négativité et les attaques psychiques.

Sandwich : 2 symboles et la photo/nom de votre/client pour accélérer et optimiser la guérison.

Un tissu imprimé du symbole Antahkarana est utile pour la guérison car vous pouvez facilement le placer sur le client.

Si vous ressentez un blocage dans un chakra, vous pouvez opter pour le symbole carré Antahkarana et donner du Reiki.

Asseyez-vous sur n'importe quel symbole Antahkarana pour vous ancrer.

Faites une impression du symbole et utilisez-le comme base pour la grille de quartz.

Le simple fait de le garder près de votre aura peut avoir des effets positifs sur l'aura et les chakras.

Versions

Il existe 4 versions du Symbole :
Masculin, Féminin, Croix Cosmique et Carrés.

Masculin (Yang)

Énergie directe, intense et pénétrante. Utilisez-le lorsque vous avez besoin d'une guérison rapide.

Féminin (Yin)

Nutrition et énergie douce. Ce n'est pas aussi intense que l'énergie de l'Antahkarana masculin. Vous pouvez l'utiliser pour une guérison subtile et détendue.

Croix cosmique

Ouvre le chakra du cœur à l'énergie positive et accepte l'amour.
Carrés

Elimine la négativité, les blocages et les énergies stagnantes. Aide l'énergie à circuler librement. Il est conseillé de s'ancrer avec le symbole masculin Antahkarana après avoir utilisé le symbole carré.

Un mandala

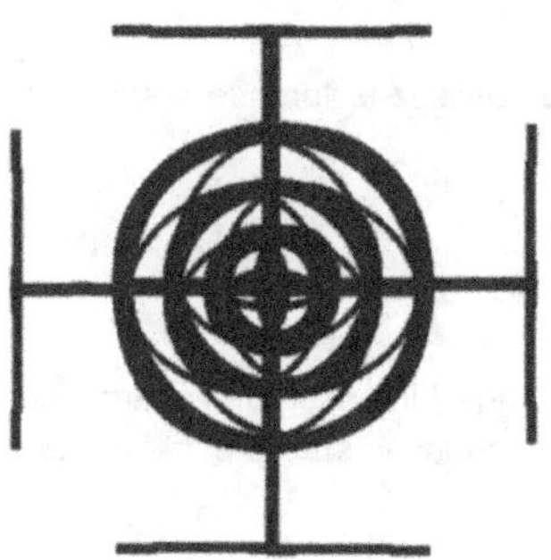

Un mandala est un symbole géométrique qui représente l'Univers, la totalité et l'harmonie. Le terme « mandala » vient du sanskrit et signifie « cercle ». Les mandalas sont souvent utilisés dans diverses traditions spirituelles et religieuses, notamment dans le bouddhisme, l'hindouisme et le taoïsme, ainsi que dans des contextes modernes de méditation et de développement personnel.

Définition et caractéristiques

Structure Géométrique

Les mandalas sont typiquement composés de formes géométriques symétriques disposées autour d'un point central. Ils peuvent inclure des cercles, des triangles, des carrés et d'autres motifs répétitifs.

Le cercle est un symbole universel de l'infini, de l'unité et de la totalité. Dans un mandala, le cercle représente souvent l'Univers ou le cosmos, tandis que les motifs et les formes qui l'entourent symbolisent les aspects de la vie, de la nature et de la spiritualité.

Dans les traditions religieuses, les mandalas sont utilisés comme outils de méditation et de prière. Ils servent à concentrer l'esprit et à atteindre un état de contemplation profonde. Par exemple, dans le bouddhisme tibétain, les mandalas sont souvent créés en tant qu'offrandes sacrées et sont utilisés dans des rituels de purification.

Dans un contexte plus moderne et laïque, les mandalas sont utilisés comme outils de relaxation et de thérapie. Dessiner ou colorier des mandalas est considéré comme une activité apaisante qui peut favoriser la concentration, la créativité et le bien-être émotionnel.

Les mandalas peuvent varier grandement en termes de complexité et de style. Ils peuvent aller des motifs simples et répétitifs aux compositions très élaborées comprenant de nombreuses couches de détails.

Un mandala est un symbole puissant qui illustre l'harmonie et l'interconnexion de l'Univers. Utilisé à des fins spirituelles ou thérapeutiques, il aide à focaliser l'esprit, à explorer la conscience et à promouvoir un sentiment d'équilibre intérieur.

La roue du Dharma

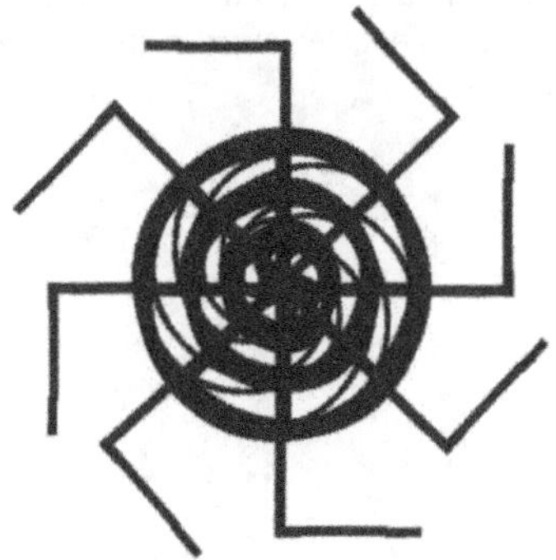

La roue du Dharma, également connue sous le nom de « Dharmachakra » en sanskrit, est l'un des symboles les plus anciens et les plus importants du bouddhisme. Elle représente les enseignements du Bouddha et le chemin vers l'illumination. Voici une explication détaillée de ses significations :

Significations de la Roue du Dharma

Les Enseignements du Bouddha

La roue du Dharma symbolise le cycle des enseignements du Bouddha. Chaque fois que le Bouddha donnait un enseignement majeur, il est dit qu'il « mettait en mouvement la roue du Dharma ». Cela représente le pouvoir transformateur de ses enseignements pour guider les êtres vers l'éveil.

Les Huit Rayons

Traditionnellement, la roue du Dharma a huit rayons, représentant le Noble Sentier Octuple, qui est le chemin vers la cessation de la souffrance et l'atteinte du Nirvana. Les huit aspects du sentier sont :

1. Compréhension correcte (ou vision correcte)
2. Pensée correcte (ou intention correcte)
3. Parole correcte
4. Action correcte
5. Moyens d'existence corrects
6. Effort correct
7. Attention correcte (ou pleine conscience)
8. Concentration correcte (ou méditation correcte)

Le cercle

Le cercle de la roue symbolise la perfection de l'enseignement du Dharma. Il représente aussi le cycle sans fin de la naissance, de la vie, de la mort et de la renaissance (samsara), ainsi que l'harmonie et l'unité.

Le centre

Le centre de la roue représente la discipline morale qui maintient l'ensemble. Il peut également symboliser l'unité et la stabilité nécessaires pour pratiquer le Dharma.

La partie extérieure

La partie extérieure de la roue symbolise la concentration et la pleine conscience qui maintiennent tous ensemble et permettent de pratiquer le Dharma avec diligence.

*

Contexte Historique et Utilisation

Origines Ancestrales

La roue est un symbole ancien, déjà présent dans les traditions hindoues avant l'émergence du bouddhisme. Cependant, son adoption et son adaptation par le bouddhisme lui ont donné des significations spécifiques liées aux enseignements du Bouddha.

Utilisation dans l'Iconographie Bouddhiste

La roue du Dharma est souvent utilisée dans l'art et l'architecture bouddhistes. On la trouve sur les stupas, les sculptures, les drapeaux de prière, et d'autres objets sacrés. Elle peut également être vue dans les représentations iconographiques des divers Bouddhas et bodhisattvas.

Symbole de Diffusion des Enseignements

Mettre en mouvement la roue du Dharma signifie aussi diffuser les enseignements du Bouddha dans le monde. Cela symbolise la propagation du bouddhisme et son impact sur la transformation des individus et des sociétés.
La roue du Dharma est un symbole puissant et polyvalent dans le bouddhisme, représentant les enseignements du Bouddha, le chemin vers l'illumination, et les principes de la discipline morale, de la pleine conscience et de la concentration. Elle incarne l'essence même de la pratique bouddhiste et son objectif ultime de libération du cycle de la souffrance.

Vous l'avez compris, le Cho Ku Rei n'a pas été choisi par hasard. La spirale qui traverse votre colonne vertébrale en passant par les chakras illustre déjà l'essence de ce symbole.

Maître Usui aurait simplement pu laisser une ligne verticale traverser la spirale, mais il a ajouté une barre horizontale pour permettre au CKR (Cho Ku Rei) de montrer toute sa puissance et ce qu'il peut représenter dans différentes croyances spirituelles.

Le Reiki est simple, certes, mais il est aussi très réfléchi.

Les piliers du Reiki

霊気の柱

Les piliers du Reiki

Les cinq préceptes du Reiki « **Le sutra du juste** » enseignés au niveau un, sont basés sur les trois mystères :

« **Shin-mitsu, Ku-mitsu, I mitsu** »

• **Gassho** :   « Gash-Show » : **Shin-mitsu**

• **Reiji-Ho** :   « Ray-Gee-Hoe » : **Ku-mitsu**

• **Chiryo** :   « Chi-Rye-Oh » : **I mitsu**

Faire Gassho : 合掌

Gassho est une pratique traditionnelle japonaise souvent associée au bouddhisme et à la culture japonaise en général. Le terme « gassho » (合掌) peut être traduit littéralement par « mains jointes » et se réfère au geste de placer les paumes des mains ensemble en prière ou en méditation.

Union des Mains : Le geste de Gassho symbolise l'union des opposés ou des éléments complémentaires, comme le ciel et la terre, le corps et l'esprit, ou le spirituel et le matériel. En joignant les mains, on crée une unité qui transcende les dualités.

Respect et Humilité : Gassho est souvent utilisé comme une expression de respect et d'humilité. Dans les contextes religieux, cela montre une attitude de soumission et de dévotion envers une force supérieure, un maître spirituel ou les autres.

Concentration et Présence : En plaçant les mains ensemble, on crée une posture physique qui aide à concentrer l'esprit et à se centrer. Cela peut faciliter la méditation ou la prière en réduisant les distractions.

Contextes d'Utilisation

Dans le bouddhisme, Gassho est une pratique courante lors des rituels, des prières et des moments de méditation. Cela sert à montrer du respect envers le Bouddha, les enseignements du Bouddha (Dharma), et la communauté bouddhiste (Sangha).

Les pratiquants utilisent Gassho lorsqu'ils entrent dans un temple, lorsqu'ils rencontrent un moine ou lors des cérémonies religieuses. C'est une façon de montrer du respect pour les lieux sacrés et les pratiques religieuses.

Gassho est également pratiqué dans la vie quotidienne, par exemple, pour exprimer de la gratitude, du respect ou lors d'activités telles que la cérémonie du thé (chanoyu), où il est utilisé comme une forme de salut ou de remerciement.

Pratique du Gassho

Position des Mains : Les mains sont jointes devant la poitrine, les paumes se touchant l'une l'autre. Les doigts peuvent être dirigés vers le haut ou légèrement inclinés selon la tradition ou la préférence personnelle.

Posture : Le geste est souvent accompagné d'une posture droite, les épaules détendues et le regard dirigé vers le bas ou vers un point fixe. Cela contribue à créer une atmosphère de calme et de concentration.

Durée : La durée pendant laquelle on maintient le Gassho peut varier. Dans certains contextes, il est maintenu seulement quelques instants, tandis que dans d'autres, il peut durer plus longtemps, en fonction des besoins de la pratique ou du rituel.

Gassho est un geste riche en significations qui va au-delà de la simple action physique. Il représente une pratique de respect, de concentration et de dévotion, et joue un rôle important dans les traditions spirituelles et culturelles japonaises.

**Enseignement du Gassho et de la méditation
par Sensei Usui**

Maitre Mikao Usui a enseigné une méditation appelée « méditation Gassho ».
Cette méditation était pratiquée au début de chaque atelier et réunion Reiki.

Usui a demandé à ses étudiants de pratiquer la méditation chaque matin et soir pendant 5 à 20 minutes. Le Gassho est si simple que n'importe qui peut le pratiquer.

Je vous recommande de l'essayer ; alors seulement si vous l'appréciez et le trouvez bénéfique, engagez-vous à le pratiquer chaque jour pendant au moins trente jours.

Pendant ce temps, vous pouvez tenir un journal de méditation pour enregistrer vos expériences avec Gassho et détailler tous les avantages et changements que vous avez remarqués au cours du mois. Beaucoup trouvent que la méditation Gassho apporte plus de concentration et de clarté dans leur vie en étant plus détendus, centrés, productifs et créatifs.

La méthode de Reiji-Ho

Reiji-Ho (礼式法) est une méthode japonaise souvent associée à la pratique du Reiki, un système de guérison énergétique.
Le terme « Reiji-Ho » se compose de deux parties :
« Reiji » (礼式) et « Ho » (法).

- **Reiji** (礼式) signifie « respectueux » ou « formel » et fait référence à une méthode ou une procédure spécifique.

- **Ho** (法) signifie « méthode » ou « technique ».

Ensemble, **Reiji-Ho** peut être traduit comme « la méthode formelle de respect » ou « la méthode de procédure respectueuse ». C'est une technique utilisée pour établir une connexion avec les énergies spirituelles ou pour renforcer l'intention avant de commencer un traitement ou une session de Reiki.

Signification et Objectifs de Reiji-Ho

Établissement de l'Intention : Reiji-Ho est utilisé pour établir une intention claire et respectueuse avant de commencer une session de Reiki. Cela aide à focaliser l'énergie et à diriger les intentions du praticien vers les objectifs de guérison.

Connexion Spirituelle : Cette méthode facilite la connexion avec les énergies spirituelles ou les guides. En établissant un état d'esprit respectueux et attentif, le praticien se prépare à canaliser l'énergie de manière plus efficace.

Préparation Mentale et Énergétique : Avant de commencer un traitement, Reiji-Ho aide à préparer le praticien mentalement et énergétiquement. Il aide à créer un espace sacré et à aligner le praticien avec les énergies qu'il souhaite canaliser.

Pratique du Reiji-Ho

Préparation : Avant de commencer la technique, le praticien peut se préparer en prenant quelques instants pour se calmer, se centrer, et formuler une intention claire pour la session.

Position des Mains : Le praticien place généralement ses mains en position de Gassho, devant le cœur.

Invocation ou Prière : Dans Reiji-Ho, il est courant de réciter une prière ou une invocation pour demander l'aide des guides spirituels, de l'énergie universelle, ou pour exprimer des intentions spécifiques pour la guérison.

Focalisation : Le praticien se concentre sur la connexion avec l'énergie et sur la direction de cette énergie vers le destinataire ou le but de la séance.

Visualisation : Parfois, des techniques de visualisation sont utilisées pour renforcer l'intention, comme imaginer une lumière ou une énergie pure se dirigeant vers le patient ou l'objectif de la guérison.

Contexte d'Utilisation

Au Reiki, Reiji-Ho est souvent utilisé au début d'une session pour préparer le praticien et le receveur. C'est un moyen de créer une intention et un espace approprié pour le travail énergétique.

Autres Pratiques Spirituelles : Bien que principalement associé au Reiki, Reiji-Ho peut également être utilisé dans d'autres pratiques spirituelles où une connexion respectueuse avec des énergies ou des entités est nécessaire.

Reiji-Ho est une méthode qui aide les praticiens de Reiki ou d'autres systèmes énergétiques à établir une connexion respectueuse et centrée avant de commencer une séance de guérison. Il joue un rôle crucial dans la préparation mentale et énergétique du praticien, favorisant une intention claire et une meilleure efficacité dans le travail énergétique.

Reiji-Ho dans le REIKI

Traduit en anglais, **Reiji** signifie « indication du pouvoir Reiki ».
Ho signifie « méthodes ».
Reiji-Ho se compose de trois petits rituels qui sont effectués avant chaque soin :
Pliez vos mains devant votre poitrine en position Gassho, les yeux fermés. Connectez-vous maintenant avec le pouvoir Reiki.
C'est très simple : demandez au pouvoir Reiki de circuler à travers vous.
En quelques secondes, vous prendrez conscience du flux d'énergie Reiki.
Il peut entrer par votre chakra couronne, dans vos mains ou dans votre chakra du cœur.

Priez pour le rétablissement et/ou la santé du receveur à tous les niveaux, laissez le Reiki faire ce qui est nécessaire. Levez vos mains (toujours en Gassho) devant votre troisième œil et demandez au pouvoir Reiki de guider vos mains là où l'énergie est nécessaire.

Ensuite, utilisez et suivez votre intuition. Cette technique guide vos mains comme des aimants vers les endroits sur le corps qui a besoin d'un traitement.

Faire confiance à votre intuition lors de votre première pratique du Reiki peut être facile ou difficile.

Faites confiance au phénomène. Détachez-vous totalement de votre recherche de résultat. Lâchez prise et croyez au Reiki. Invitez et permettez au Reiki de guider vos mains automatiquement vers toutes les zones du corps du receveur qui pourraient avoir besoin d'un traitement.

Laissez vos mains bouger là où elles sont attirées et lâchez prise, faites confiance et résistez aux envies de « faire ».

Lorsqu'il s'agit de vous laisser guider par le Reiki, certaines personnes peuvent recevoir leurs conseils de différentes manières.

- Certains peuvent simplement expérimenter un mouvement purement spontané, comme s'ils étaient « attirés » magnétiquement ;
- Certains peuvent avoir des images mentales de l'endroit où un traitement est nécessaire ;
- D'autres peuvent « entendre » où le Reiki est nécessaire, et ainsi de suite.

Si rien ne semble se passer, si vous n'êtes pas au fait de « recevoir des conseils », ce n'est pas grave, il n'est pas facile de décrire le phénomène et encore moins évident pour la mise en pratique.

« Ne vous inquiétez pas ! » Cela viendra avec le temps et quand ce sera le cas, vous le saurez.

Concluez Reiji Ho en effectuant Gassho.

Chiryō 治療

Chiryō est un terme japonais qui signifie « traitement » ou « guérison ». Il est composé de deux kanji :

- 治 (chi) : signifie « guérir », « soigner » ou « traiter ». Ce kanji est associé à la notion de rétablissement de la santé ou de correction d'une maladie.

- 療 (ryō) : signifie « traitement » ou « thérapie ». Ce kanji est lié à la pratique de la guérison ou des soins médicaux.

Ensemble, 治療 (Chiryō) se réfère à l'ensemble des actions entreprises pour traiter une maladie, soulager des symptômes ou restaurer la santé. Cela peut inclure des méthodes médicales, thérapeutiques ou alternatives.

Détails sur Chiryō

Contexte Médical

Médecine Traditionnelle et Moderne : En médecine traditionnelle japonaise (Kampo) ainsi qu'en médecine moderne, Chiryō englobe les pratiques visant à traiter des maladies ou des troubles. Cela peut inclure l'utilisation de médicaments, de thérapies physiques, de chirurgies ou de techniques spécifiques comme l'acupuncture et la moxibustion.

Réhabilitation : Dans un contexte plus large, Chiryō peut aussi faire référence à la réhabilitation après une maladie ou une blessure, incluant la physiothérapie et les traitements de réhabilitation fonctionnelle.

Pratiques Traditionnelles

Médecine Traditionnelle Chinoise : Le terme est également utilisé dans la médecine traditionnelle chinoise, qui a influencé les pratiques médicales au Japon. Ici, Chiryō peut se référer à l'utilisation de plantes médicinales, de techniques de manipulation corporelle comme le massage, ou de pratiques énergétiques telles que le Qi Gong.

Réflexologie et Acupuncture : Ces méthodes font partie des pratiques traditionnelles de Chiryō, où l'accent est mis sur l'équilibre énergétique et la stimulation des points spécifiques du corps pour promouvoir la guérison.

Approches Alternatives

Reiki et Médecines Douces : Chiryō peut également inclure des approches alternatives comme le Reiki, qui se concentre sur le transfert d'énergie pour la guérison, ou d'autres méthodes de médecine douce qui ne sont pas nécessairement basées sur des preuves scientifiques rigoureuses mais qui ont des pratiques et philosophies enracinées dans des traditions culturelles.

Aspect Psychologique

Thérapies Psychologiques : Le terme peut également s'étendre aux traitements psychologiques et émotionnels. Les approches telles que la thérapie cognitivo-comportementale (TCC) ou les thérapies alternatives peuvent également être incluses sous le concept de Chiryō lorsqu'il s'agit de traiter des troubles mentaux ou émotionnels.

Application de Chiryō

Pratiques Professionnelles : Les professionnels de la santé utilisent Chiryō dans leur pratique quotidienne pour traiter leurs patients. Cela inclut les médecins, les praticiens de médecine alternative, les physiothérapeutes, et d'autres spécialistes de la santé.

Prévention et Soins Personnels : En plus des traitements actifs, Chiryō inclut aussi des aspects de prévention et de maintien de la santé, tels que les conseils en matière de mode de vie, la nutrition et les pratiques de bien-être.

En résumé, 治療 **(Chiryō)** est un terme englobant une large gamme de pratiques et de méthodes utilisées pour traiter, soigner et réhabiliter les individus. Il s'applique tant aux approches médicales conventionnelles qu'aux méthodes alternatives, avec une large portée dans la gestion de la santé et du bien-être.

Pratique de Chiryō 治療 dans le REIKI

La personne qui dispense le traitement tient sa main dominante au-dessus du chakra couronne et attend qu'il y ait une impulsion ou une inspiration.

Pendant le traitement, le Reikido-ka utilise son intuition ; donner libre cours à ses mains, sentir les zones douloureuses du corps sur lesquelles travailler et quitter ces zones uniquement lorsqu'elles ne font plus mal ou jusqu'à ce que les mains se soulèvent d'elles-mêmes et se déplacent vers une nouvelle zone à traiter.

La respiration

Le pont entre le corps et la conscience est la respiration. Dans toutes les traditions ésotériques, il existe une connaissance de la signification particulière de la respiration. Tout comme nous respirons de l'oxygène pour survivre, nous inhalons également la force de vie universelle qui nourrit et nettoie notre corps et notre esprit. Sensei Usui a enseigné une technique de respiration, appelée Joshin Kokyuu-Ho, qui consiste à respirer pour nettoyer le corps et esprit.

Joshin Kokyuu-Ho (浄心呼吸法)

Joshin Kokyū-Hō (浄心呼吸法) est une méthode de respiration japonaise souvent associée aux pratiques de méditation et de purification spirituelle. Le terme se compose de plusieurs éléments :

- 浄心 (Joshin) : signifie» purification du cœur» ou» pureté de l'esprit». Le kanji 浄 (jō) signifie « purifier » ou « clair », et 心 (shin) signifie « cœur » ou « esprit ». Ensemble, ils évoquent l'idée de purifier ou de clarifier l'esprit et les émotions.

- 呼吸法 (Kokyū-Hō) : signifie « méthode de respiration ». Le kanji 呼 (ko) signifie « respirer » ou « souffler », 吸 (kyū) signifie « inhaler », et 法 (hō) signifie « méthode » ou « technique ».

Signification de Joshin Kokyū-Hō

Joshin Kokyū-Hō se traduit donc par « la méthode de respiration pour purifier l'esprit » ou « la technique de respiration pour la purification du cœur ». Cette pratique est conçue pour aider à atteindre un état de calme mental et de clarté spirituelle à travers des techniques de respiration spécifiques.

Objectifs

Purification Spirituelle : La méthode vise à purifier l'esprit et les émotions en utilisant la respiration pour éliminer les tensions, les pensées négatives et les distractions mentales. Cela aide à créer un espace intérieur plus paisible et centré.

Amélioration de la Concentration : En focalisant l'attention sur la respiration, cette méthode favorise une meilleure concentration et une plus grande présence d'esprit.

Relaxation : Joshin Kokyū-Hō aide à induire un état de relaxation profonde en régulant le rythme respiratoire et en harmonisant le système nerveux.

Techniques de Respiration

Respiration Abdominale : La technique implique généralement une respiration abdominale profonde, où l'accent est mis sur l'expansion du diaphragme. Cela permet une respiration plus lente et plus profonde favorisant la relaxation et la purification.

Rythme et Profondeur : La respiration peut être régulée pour être plus lente et plus profonde que la respiration normale. Le rythme peut être ajusté pour aider à calmer l'esprit avec des inhalations et exhalations longues et contrôlées.

Visualisation : Parfois, la respiration est accompagnée de visualisations, comme imaginer l'élimination des toxines ou des pensées négatives à chaque expiration. Cela aide à renforcer le processus de purification.

Étapes Typiques de la Pratique

Préparation : Trouver un endroit calme et confortable pour pratiquer. Adopter une posture assise ou allongée dans une position qui permet une respiration libre.

Concentration : Se concentrer sur la respiration en prenant des inspirations profondes et lentes par le nez, en laissant l'abdomen se gonfler. Expirer lentement par la bouche ou le nez en relâchant les tensions.

Purification : Pendant la respiration, visualiser la purification ou la clarification de l'esprit. Chaque respiration est dirigée vers l'élimination des pensées stressantes ou des émotions perturbatrices.

Clôture : Terminer la session en prenant quelques respirations normales, en observant l'état mental et émotionnel après la pratique. Noter les sensations de calme et de clarté.

Application et Avantages

Méditation : Joshin Kokyū-Hō est souvent intégré dans des pratiques de méditation pour renforcer les effets de calme et de concentration.

Gestion du Stress : Cette méthode peut être utilisée pour gérer le stress et l'anxiété en offrant une technique de relaxation facile à appliquer au quotidien.

Pratiques Spirituelles : Elle est aussi employée dans les pratiques spirituelles pour préparer l'esprit à des expériences méditatives plus profondes ou pour renforcer la connexion avec des aspects spirituels.

Joshin Kokyū-Hō est une méthode de respiration japonaise axée sur la purification de l'esprit et des émotions. En utilisant des techniques de respiration contrôlée et des visualisations, cette pratique vise à créer un état de calme intérieur et de clarté mentale, améliorant ainsi le bien-être général et la concentration.

Pratique Joshin Kokyū-Hō (浄心呼吸法) dans le REIKI

Commencez par vous asseoir confortablement et détendez votre corps en gardant votre colonne vertébrale aussi droite que possible. Inspirez lentement par le nez. Imaginez qu'en plus de respirer de l'air par le nez, vous puisez également l'énergie Reiki à travers votre chakra couronne.

Prenez conscience de la façon dont vous ressentez le Reiki en passant à travers le chakra couronne pendant que vous continuez à respirer calmement et sereinement.

Au fil du temps, avec la pratique, l'effet positif de cet exercice est une forte sensation d'énergie qui circule à travers vous.

Au cours de cet exercice de respiration, vous sentirez votre corps tout entier revigoré et enrichi de l'énergie Reiki. Aspirez profondément dans votre ventre jusqu'au centre énergétique juste en dessous du nombril. Ce centre s'appelle le « **Dan Tien** ».

Le Dan Tien

Le 丹田 **(Dan Tian)**, également connu sous les noms de **Tan Den** ou **Tanden** en japonais, est un concept important dans les arts martiaux asiatiques, le Qi Gong, et la médecine traditionnelle chinoise. Le terme se compose de deux caractères :

- 丹 (Dan) : signifie « cinnabre» ou « élixir», souvent associé à quelque chose de précieux et vital.
- 田 (Tian) : signifie « champ» ou « terre», évoquant un lieu de culture ou de récolte.

Ensemble, 丹田 **(Dan Tian)** peut être traduit par « champ de l'élixir » ou « champ de la cinabre », indiquant un centre de stockage et de transformation de l'énergie vitale (qi ou ki).

Explication Détaillée de Dan Tian

Localisation :

Dan Tian Inférieur (下丹田, Xia Dan Tian) : Situé environ 3 à 5 cm sous le nombril et légèrement à l'intérieur du corps. C'est le centre principal de l'énergie vitale. Il est souvent considéré comme le centre de gravité du corps humain. C'est ici que l'énergie est stockée et transformée.

Dan Tian Moyen (中丹田, Zhong Dan Tian) : Situé au niveau du plexus solaire, entre le sternum et le nombril. Il est associé à l'énergie émotionnelle et respiratoire.
Dan Tian Supérieur (上丹田, Shang Dan Tian) : Situé au niveau du front, entre les sourcils (le troisième œil). Il est lié à l'énergie spirituelle et mentale.

Fonctions et Importance

Centre Énergétique : Les Dan Tian sont considérés comme des réservoirs d'énergie où le qi (ki) est accumulé, transformé et distribué dans le corps. L'énergie stockée dans le Dan Tian inférieur est fondamentale pour la vitalité physique.

Stabilité et Équilibre : Dans les arts martiaux, le Dan Tian inférieur est crucial pour maintenir l'équilibre, la stabilité et la puissance. Un centre de gravité bas et bien ancré permet des mouvements fluides et puissants.

Développement Spirituel : Le Dan Tian supérieur est souvent associé à la méditation et au développement spirituel, facilitant la concentration et la clarté mentale.

Pratiques Associées

Qigong et Taiji (Tai Chi) : Ces pratiques incluent des exercices spécifiques pour cultiver et renforcer l'énergie du Dan Tian. La respiration abdominale profonde est souvent utilisée pour diriger l'énergie vers le Dan Tian inférieur.

Arts Martiaux : Les mouvements et techniques des arts martiaux internes (comme le Tai Chi, l'Aikido) et externes (comme le Karaté) utilisent le Dan Tian comme source de puissance et de coordination. Les praticiens apprennent à « bouger à partir du Dan Tian» pour des mouvements plus efficaces et centrés.

Méditation : La méditation sur le Dan Tian, particulièrement le Dan Tian inférieur, aide à ancrer l'esprit et à cultiver une énergie calme et stable.

Techniques de Renforcement du Dan Tian

Respiration Abdominale : Inspirer profondément en permettant à l'abdomen de se gonfler, puis expirer en contractant légèrement l'abdomen. Cette méthode aide à diriger le qi vers le Dan Tian inférieur.

Visualisation : Imaginer une lumière ou une chaleur se concentrant dans le Dan Tian peut renforcer la connexion mentale avec cet espace énergétique.

Exercices Spécifiques : Des mouvements lents et contrôlés comme ceux du Qi Gong ou du Tai Chi aident à cultiver et à équilibrer l'énergie dans le Dan Tian.

Applications Pratiques

- **Santé et Bien-être :** Travailler avec les Dan Tian peut améliorer la vitalité, réduire le stress et favoriser une meilleure santé globale.

- **Performance Martiale :** Un Dan Tian fort et bien développé permet des mouvements plus puissants et plus équilibrés.

- **Développement Spirituel :** La méditation sur le Dan Tian supérieur peut aider à atteindre une conscience plus élevée et une plus grande clarté mentale.

En résumé, le 丹田 (**Dan Tian**) est un concept fondamental dans les disciplines énergétiques et spirituelles asiatiques. Il représente des centres de stockage et de transformation de l'énergie vitale, essentiels pour la santé physique, la stabilité émotionnelle et le développement spirituel. Les pratiques associées au Dan Tian visent à cultiver cette énergie pour améliorer la vitalité, la performance martiale et la croissance personnelle.

Pratique du Dan Tien dans le REIKI

Retenez votre souffle et l'énergie que vous avez absorbée dans le Dan Tien pendant quelques secondes.

Votre objectif est de fournir au corps de l'amour et de l'énergie. Tout en retenant votre souffle, imaginez que l'énergie du **Dan Tien** se propage dans tout votre corps.

Maintenant, expirez par la bouche. En faisant cela, imaginez que la respiration et l'énergie Reiki ne s'écoulent que de votre bouche mais aussi du bout de vos doigts, de la pointe de vos orteils et de votre chakra des mains et des pieds.

C'est ainsi que nous devenons un « canal » clair du Reiki. L'énergie circule en nous depuis le cosmos et revient encore une fois vers le cosmos. Le cycle énergétique du macrocosme au microcosme, et vice versa, a été achevé.

Il est recommandé pour des exercices de respiration de garder la langue sur le palais de votre bouche, touchant vos dents de devant tout en inspirant, puis laissez-la venir vers le bas et reposez-vous sur le fond de la bouche en expirant.

Expérimentez cette technique pendant que vous vous faites plaisir ou faites plaisir aux autres.

Pour finir…

Vous commencez à comprendre que le Reiki de Maître USUI est une technique simple. Mais comme je dis toujours :

« Le Reiki c'est simple et compliqué à la fois ».

Le Reiki n'est pas un jeu, ni une pratique commerciale et demande beaucoup d'entrainement personnel et de persévérance. Les différentes méthodes peuvent être appliquées dans d'autres contextes, tels que dans le milieu professionnel, dans la vie personnelle, dans le sport, …

Tout le monde peut apprendre ces différentes méthodes, mais tout le monde ne pourra pas prodiguer des soins. Ce n'est pas parce que vous avez obtenu un diplôme que vous pouvez prodiguer des soins.

Des personnes ont des dons, sans avoir de diplômes et sont très compétentes dans leur domaine.

A bientôt pour le prochain tome …

Paulo

2ème Degré Okuden

Aie de l'espoir

Lieu : ________________   Le : __________________

OKUDEN 2ème Degré REIKI

Attribué à : ______________________

Par : *SENSEI (Paulo)*

« L'important ce n'est pas ce que l'on reçoit,
L'important est ce que l'on en fait !»
Paulo

« Afin d'accomplir mes enseignements, en s'entraînant et en s'améliorant
physiquement et spirituellement et en marchant sur un bon chemin en tant
qu'être humain, nous devons d'abord guérir notre esprit.
Ensuite nous devons garder notre corps en bonne santé.
Si notre esprit est en bonne santé et conforme à la vérité, le corps sera en
bonne santé naturellement »
Usui Sensei.

OKUDEN 2ème Degré

Table des matières

Tome 2

Reiki

2ème Degré - Okuden

Aie de l'espoir

Paulo